Gesundheitscoaching für Paare

Christine Busch · Romana Dreyer

Gesundheitscoaching für Paare

Ein Coachingkonzept zur Burnoutprävention

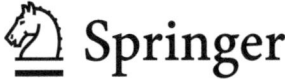

Christine Busch
Institut für Psychologie
Universität Hamburg
Hamburg, Deutschland

Romana Dreyer
Institut für Psychologie
Universität Hamburg
Hamburg, Deutschland

ISBN 978-3-658-29851-7   ISBN 978-3-658-29852-4 (eBook)
https://doi.org/10.1007/978-3-658-29852-4

Die Deutsche Nationalbibliothek verzeichnet diese Publikation in der Deutschen Nationalbibliografie; detaillierte bibliografische Daten sind im Internet über ▶ http://dnb.d-nb.de abrufbar.

© Springer Fachmedien Wiesbaden GmbH, ein Teil von Springer Nature 2020
Das Werk einschließlich aller seiner Teile ist urheberrechtlich geschützt. Jede Verwertung, die nicht ausdrücklich vom Urheberrechtsgesetz zugelassen ist, bedarf der vorherigen Zustimmung des Verlags. Das gilt insbesondere für Vervielfältigungen, Bearbeitungen, Übersetzungen, Mikroverfilmungen und die Einspeicherung und Verarbeitung in elektronischen Systemen.
Die Wiedergabe von allgemein beschreibenden Bezeichnungen, Marken, Unternehmensnamen etc. in diesem Werk bedeutet nicht, dass diese frei durch jedermann benutzt werden dürfen. Die Berechtigung zur Benutzung unterliegt, auch ohne gesonderten Hinweis hierzu, den Regeln des Markenrechts. Die Rechte des jeweiligen Zeicheninhabers sind zu beachten.
Der Verlag, die Autoren und die Herausgeber gehen davon aus, dass die Angaben und Informationen in diesem Werk zum Zeitpunkt der Veröffentlichung vollständig und korrekt sind. Weder der Verlag, noch die Autoren oder die Herausgeber übernehmen, ausdrücklich oder implizit, Gewähr für den Inhalt des Werkes, etwaige Fehler oder Äußerungen. Der Verlag bleibt im Hinblick auf geografische Zuordnungen und Gebietsbezeichnungen in veröffentlichten Karten und Institutionsadressen neutral.

Planung/Lektorat: Eva Brechtel-Wahl
Springer ist ein Imprint der eingetragenen Gesellschaft Springer Fachmedien Wiesbaden GmbH und ist ein Teil von Springer Nature.
Die Anschrift der Gesellschaft ist: Abraham-Lincoln-Str. 46, 65189 Wiesbaden, Germany

Vorwort

Mit diesem Buch möchten wir eine Gesundheitsintervention für qualifizierte Erwerbstätige vorstellen, die sie dabei unterstützt, ihr Leben in Balance zu halten. Als Interventionsform schlagen wir Coaching vor. Coaching zielt auf die Selbstreflexion und Reflexion von aktuellen Lebensthemen, auf das Definieren und Setzen selbstkongruenter Ziele und auf die so wichtige Umsetzungsbegleitung, wenn es um Verhaltensänderung geht. Es ermöglicht ein Vorgehen, das sich an den Bedürfnissen des Einzelnen orientiert, verlangt aber vom Coachee, dass er oder sie über gewisse Reflexionsfähigkeiten und den Willen dazu verfügt. Coaching ist nicht nur reflexions-, sondern, wenn es in die Umsetzung geht, auch stark handlungsorientiert und verlangt eine hohe generelle Selbstwirksamkeitserwartung und hohe Selbstregulationsfähigkeiten beim Coachee. Zudem müssen ausreichende Handlungsspielräume für die Umsetzung der Ziele zur Verfügung stehen.

Die Intervention ist ein Gesundheitscoaching für Paare. In unserem Paarcoaching arbeitet jeder Teilnehmende für sich an seinem Leben in Balance. Er tut das jedoch gemeinsam, d. h. im Beisein, in Abstimmung und mit Unterstützung des Partners. Für ein Paarsetting sprechen im Wesentlichen drei Argumente. Erstens geht es bei dem Thema Leben in Balance bzw. Work-Life Balance um Ziele und deren Umsetzung, die nicht nur den Einzelnen betreffen, sondern auch den Lebenspartner und die Familie. Denn neben der Erwerbstätigkeit gibt es zahlreiche andere Anforderungen und Lebensbereiche, die es zu vereinbaren gilt, wie z. B. je nach Alter der Kinder diese zu betreuen und die Organisation rund um die Kinderbetreuung zu bewältigen. Auch ist häufig die Pflege von Angehörigen eine große Herausforderung, die es gemeinsam bzw. in Abstimmung zu bewältigen gilt. Einer der wichtigsten Lebensbereiche ist die romantische Beziehung zum Lebenspartner. Ein Paarcoaching bietet dem Paar eine gemeinsame, positive Erfahrung und gemeinsame Zeit, in der sich die Lebenspartner ungestörte Aufmerksamkeit, Unterstützung im Coachingprozess und Zuwendung schenken.

Mit Gesundheitsangeboten werden meist Menschen erreicht, die bereits für Gesundheit sensibilisiert sind und einiges dafür tun. Eine Paarintervention hingegen kann auch Einzelne erreichen, die kaum an ihre Gesundheit denken oder in ihre Gesundheit investieren und die sich für die Reflexion und Gestaltung der Work-Life Balance wenig Zeit nehmen. Das sind nicht immer, aber häufig die Männer.

Die großen Herausforderungen für Interventionen sind nicht nur die Erreichbarkeit, sondern besonders der Transfer. Unter Transfer wird die Übertragung dessen, was im Rahmen einer Intervention erarbeitet, erfahren und gelernt wurde, in den Lebensalltag verstanden. Auch wenn in einem Coaching selbstkongruente Themen bearbeitet werden, die einen Transfer in den Alltag erleichtern, reicht das häufig nicht aus. Das soziale Umfeld hat einen wesentlichen Einfluss auf den Transfer. Auch hierfür ist ein Paarsetting hilfreich. Die Lebenspartner reflektieren im Beisein des Anderen ihr Leben in Balance und erarbeiten im Paarsetting neue Haltungen, Zielen und Verhaltensänderungen. Sie sind sich außerhalb des Coachings ständige, unbewusste und bewusste, Erinnerungshilfen. Sie können die Reflexion aufrechterhalten, sich die Ziele gegenseitig im Alltag vergegenwärtigen und sich bei der Umsetzung ihrer Ziele gegenseitig unterstützen.

In diesem Buch stellen wir Ihnen ein Blended Coaching für Paare zur Verbesserung ihres Lebens in Balance vor. Wir verbinden Präsenzsitzungen mit Sitzungen mittels Videokonferenz und Onlinekursen. Letztere bieten sich zur Vorbereitung der Präsenzsitzungen an. In Onlinekursen kann unter anderem Wissen vermittelt werden. Onlinekurse dienen der vorbereitenden Beschäftigung mit dem Thema, um die Präsenzsitzungen effizient für Übungen zu nutzen.

Das Coaching haben wir im Rahmen des Projekts e-RegioWerk (▶ www.e-regiowerk.de) an der Universität Hamburg mit der Informatik der Technischen Hochschule Lübeck und der IKK classic sowie den Kreishandwerkerschaften Freiburg, Köln, Ortenau und Rhein-Erft entwickelt, erprobt und evaluiert. Das Projekt wurde vom Bundesministerium für Bildung und Forschung im Rahmen des Förderschwerpunkts „Präventive Maßnahmen für die sichere und gesunde Arbeit von morgen" gefördert. Es startete Mitte 2016 und endete am 31.12.2019. Zielgruppe des Coachings im Projekt waren Unternehmerpaare von Kleinbetrieben des Handwerks. Das Coaching in der vorliegenden Form wurde mit zahlreichen Unternehmerpaaren erprobt. Wir danken daher zuallererst allen Paaren für ihre Teilnahme an der Erprobung und Evaluation des Coachings. Die an der Erprobung teilgenommenen Unternehmerpaare sind in den Kreishandwerkerschaften organisiert und über sie akquiriert worden. Wir danken den Geschäftsführern Peter Ropertz, Dr. Thomas Günther, Bernhard Ritter und Susanne mit Andreas Drotleff sowie Michaela Moser für die sehr gelungene Zusammenarbeit über die dreieinhalb Jahre des Projekts. Ohne Katja Keller-Landvogt und Georg Hensel von der IKK classic hätten wir jedoch kein einziges Coaching erproben können. Sie haben die Coaches für die Erprobung gestellt. Daher gilt unser besonderer Dank ihnen beiden. Ein weiteres Dankeschön geht in den Norden: Ein Blended Coaching wäre ohne Monique Janneck und Markus Domin von der Informatik der Technischen Hochschule Lübeck nicht möglich gewesen. Sie haben die Onlinekurse umgesetzt und die User Experience der Onlinekurse überprüft. Sie stellen das Hosting und die langfristige Nutzung der Onlinekurse sicher.

Im Folgenden stellen wir zunächst die Grundlagen des Coachings vor, die sich vor allem auf das Züricher Ressourcen Modell stützen (Storch und Krause 2017). Wir gehen dann auf die Vorbereitung des Coachings ein. Im anschließenden Coachingmanual finden Sie Ablaufpläne, Materiallisten und die praktische Durchführung. Wir haben uns bei der Darstellung an unseren früheren, bei Springer veröffentlichten, Manualen zu Gesundheitsinterventionen orientiert (Busch et al. 2014, 2015).

Christine Busch
Romana Dreyer
Hamburg
im Dezember 2019

Literatur

Busch, C., Roscher, S., Ducki, A., Kalytta, T., & Liedtke, G. (2015). *Stressmanagement für Teams in Service, Gewerbe und Produktion – Ein ressourcenorientiertes Trainingsmanual. Das ReSuM-Programm* (2. vollständig überarbeitete Aufl.). Heidelberg: Springer.

Busch, C., Cao, P., Clasen, J., & Deci, N. (2014). *Betriebliches Gesundheitsmanagement bei kultureller Vielfalt. Ein Stressmanagement-Programm für Service, Gewerbe und Produktion.* Heidelberg: Springer.

Storch, M., & Krause, F. (2017). *Selbstmanagement-ressourcenorientiert: Grundlagen und Trainingsmanual für die Arbeit mit dem Zürcher Ressourcen Modell (ZRM®)* (6. überarbeitete Aufl.). Bern: Hogrefe.

Inhaltsverzeichnis

1	**Coachingkonzeption**	1
1.1	Psychische Gesundheit, Stress und Ressourcen	2
1.2	Ein Leben in Balance	5
1.3	Ein Leben in Balance als Paar	6
1.4	Haltung im Coaching	8
1.5	Das Züricher Ressourcen Modell und Training	9
1.5.1	Somatische Marker als diagnostisches Mittel für Selbstkongruenz	9
1.5.2	Das erweiterte Rubikonmodell in seiner Anwendung im ZRM (-Training)	11
1.6	Blended Coaching	14
1.7	Paarcoaching	16
1.8	Wirksamkeit	16
Literatur		17
2	**Vorbereitung auf das Coaching**	19
2.1	Leitlinien	20
2.2	Überblick über das Coaching	21
2.3	Hinweise zum Manual	22
2.3.1	Aufbau der Module im Manual	22
2.3.2	Symbole im Manual	23
2.3.3	Art der Präsentation von Inhalten	23
2.4	Erstgespräch	24
2.4.1	Terminplan für die Organisation des Coachings	25
Literatur		26
3	**Das Coaching-Manual**	27
3.1	Modul 1: Mein Thema finden	29
3.1.1	Ziele des Moduls	29
3.1.2	Der rote Faden	29
3.1.3	Ablauf Modul 1	30
3.1.4	Selbstreflexion im Tagebuch	30
3.1.5	Detaillierter Ablaufplan	30
3.1.6	CHECKLISTE Modul 1	31
3.1.7	Praktische Durchführung des Präsenzcoachings	32
3.2	Modul 2: Pläne schmieden	43
3.2.1	Ziele des Moduls	43
3.2.2	Der rote Faden	43
3.2.3	Ablauf Modul 2	44
3.2.4	Onlinekurs – Modul 2	44
3.2.5	Detaillierter Ablaufplan	46
3.2.6	CHECKLISTE Modul 2	46
3.2.7	Praktische Durchführung des Präsenzcoachings	47
3.3	Modul 3: Ressourcen aktivieren	61
3.3.1	Ziele des Moduls	61
3.3.2	Der rote Faden	62

3.3.3	Ablauf Modul 3	63
3.3.4	Onlinekurs – Modul 3	63
3.3.5	Detaillierter Ablaufplan	65
3.3.6	CHECKLISTE Modul 3	65
3.3.7	Praktische Durchführung des Telecoachings (webbasiert mit Videounterstützung)	66
3.4	**Modul 4: Zielgerichtet handeln**	72
3.4.1	Ziele des Moduls	72
3.4.2	Der rote Faden	73
3.4.3	Ablauf Modul 4	74
3.4.4	Onlinekurs – Modul 4	74
3.4.5	Detaillierter Ablaufplan	75
3.4.6	CHECKLISTE Modul 4	75
3.4.7	Praktische Durchführung des Telecoachings (webbasiert mit Videounterstützung)	76
3.5	**Modul 5: Am Ball bleiben**	84
3.5.1	Ziele des Moduls	84
3.5.2	Der rote Faden	84
3.5.3	Ablauf Modul 5	85
3.5.4	Detaillierter Ablaufplan	85
3.5.5	CHECKLISTE Modul 5	86
3.5.6	Praktische Durchführung des Präsenzcoachings	86
3.6	**Abschlussgespräch**	92
3.6.1	Ziele des Abschlussgesprächs	92
3.6.2	Der rote Faden	92
3.6.3	Detaillierter Ablaufplan	93
3.6.4	CHECKLISTE Abschlussgespräch	94
3.6.5	Praktische Durchführung des Abschlussgesprächs	94
Literatur		98
4	**Weitere Methode: Imagination Ressourcenlandschaft**	99
5	**Arbeitsblätter**	103
Literatur		116

Abbildungsverzeichnis

Abb. 1.1	Triangel der zentralen Ressourcen einer Partnerschaft	5
Abb. 2.1	Überblick Coaching	22
Abb. 2.2	Symbole im Manual	23
Abb. 2.3	Ablauf des Coachings	24
Abb. 3.1	Ablauf Modul 1	30
Abb. 3.2	Ablauf des Coachings (I1)	37
Abb. 3.3	Die Arbeit mit dem Ideenkorb	41
Abb. 3.4	Ablauf Modul 2	44
Abb. 3.5	Das Innere Team	53
Abb. 3.6	Ablauf Modul 3	63
Abb. 3.7	Ablauf Modul 4	74
Abb. 3.8	ABC-Situationen	78
Abb. 3.9	Ablauf Modul 5	85
Abb. 3.10	ABC-Situationen	87

Tabellenverzeichnis

Tab. 3.1	Inhalte des Onlinekurses zu Modul 2	45
Tab. 3.2	Haltungsziel versus Verhaltensziel	51
Tab. 3.3	Inhalte des Onlinekurses zu Modul 3	64
Tab. 3.4	Inhalte des Onlinekurses zu Modul 4	76

Coachingkonzeption

Inhaltsverzeichnis

1.1 Psychische Gesundheit, Stress und Ressourcen – 2

1.2 Ein Leben in Balance – 5

1.3 Ein Leben in Balance als Paar – 6

1.4 Haltung im Coaching – 8

1.5 Das Züricher Ressourcen Modell und Training – 9
1.5.1 Somatische Marker als diagnostisches Mittel für Selbstkongruenz – 9
1.5.2 Das erweiterte Rubikonmodell in seiner Anwendung im ZRM (-Training) – 11

1.6 Blended Coaching – 14

1.7 Paarcoaching – 16

1.8 Wirksamkeit – 16

Literatur – 17

© Springer Fachmedien Wiesbaden GmbH, ein Teil von Springer Nature 2020
C. Busch und R. Dreyer, *Gesundheitscoaching für Paare*,
https://doi.org/10.1007/978-3-658-29852-4_1

Coaching dient generell dem Selbstmanagement, d. h. dem Definieren und Setzen von selbstkongruenten Zielen und der Umsetzung dieser Ziele. Zielgruppe sind häufig qualifizierte Erwerbstätige mit Managementaufgaben. Das sind Menschen, die Entscheidungs- und Steuerungs- sowie Führungsfunktionen innehaben. Coaching stellt hohe Anforderungen an die Coachees oder die Klienten (wird im Folgenden synonym verwendet). Neben der Bereitschaft und Fähigkeit zur Reflexion benötigen die Coachees eine hohe Selbstwirksamkeitserwartung und funktionierende Selbstregulationsfähigkeiten. Coaching stellt hohe Anforderungen an den Coach, denn im Coaching kommen psychotherapeutische Techniken und Methoden zum Einsatz. Darüber hinaus kommen Methoden zum Einsatz, die dem Klienten helfen, seine persönlichen Bedürfnisse zu reflektieren, neue Perspektiven zu eröffnen und nach Ressourcen zu suchen, die die Bewältigung von Herausforderungen ermöglichen. Coaching ist generell sehr effektiv hinsichtlich spezifischer Ziele, wie der Steigerung von Leistung und Wohlbefinden. Coaching steigert das professionelle und persönliche Potenzial (Graßmann et al. 2020).

Unsere Coachingintervention stützt sich definitorisch auf das ergebnisorientierte Coachingkonzept von Siegfried Greif (2008). Demnach ist Coaching „…eine intensive und systematische *Förderung ergebnisorientierter Problem- und Selbstreflexion* sowie *Beratung* von Personen oder Gruppen, um selbstkongruente Ziele oder die bewusste Selbstveränderung und Selbstentwicklung zu erreichen. Ausgenommen von Coaching ist die Beratung und Psychotherapie psychischer Störungen." (S. 59). Wir möchten diese Definition für unsere Coachingkonzeption um die Förderung der Reflexion der Ressourcen und um die Beratung von Personen im Paarsetting ergänzen.

Ziel unserer Coachingkonzeption ist die Förderung eines Lebens in Balance. In der Coachingliteratur wird auch von „Life-Coaching" gesprochen, wenn es um die Bearbeitung von beruflichen Aktivitäten im gesamten Lebenskontext geht. Dazu gehören insbesondere Themen, wie die Lebensgestaltung und die Vereinbarkeit von Beruf und Familie (Schreyögg 2013). Im Folgenden gehen wir zunächst auf unser Verständnis von psychischer Gesundheit, Stress und Ressourcen ein. Anschließend behandeln wir die Balance verschiedener Lebensbereiche, die sogenannte Work-Life Balance oder besser Leben in Balance. Wir gehen auf die Gestaltung eines Lebens in Balance ein. Wir erläutern unsere Haltung im Coaching und stellen das Züricher Ressourcen Modell vor, das die Grundlage unseres Coachingkonzepts ist. Wir gehen zudem auf die Verbindung von Präsenzsitzungen mit Videokonferenzen und Onlinekursen ein. Die Besonderheit des Coachings von Paaren wird erläutert. Zum Abschluss stellen wir die Wirksamkeit des Paarcoachings vor. Die Ergebnisse dazu stammen aus der Erprobung des Gesundheitscoachings mit Unternehmerpaaren im Rahmen des Projekts e-RegioWerk (siehe Einleitung).

1.1 Psychische Gesundheit, Stress und Ressourcen

Die Theorie der Ressourcenerhaltung nach Hobfoll (1989) ist unsere Grundlage zum Verständnis von psychischer Gesundheit, Stress und Ressourcen. Es ist ein bedingungs- und personenbezogener Ansatz, d. h. nicht die individuellen Stressreaktionen stehen im Vordergrund, wie z. B. im Stressmodell nach Selye (1981), auch

1.1 · Psychische Gesundheit, Stress und Ressourcen

nicht ausschließlich die individuellen Bewertungen, wie im Transaktionalen Stressmodell nach Lazarus und Launier (1981), sondern es werden, wie im arbeitspsychologischen Stressmodell (Bamberg et al. 2003), bedingungs- und personenbezogene Faktoren in einem Prozess betont. Das Besondere an der Theorie der Ressourcenerhaltung ist, dass die Ressourcen bzw. Gewinne und Verluste derselben in den Mittelpunkt der Theorie gestellt werden. Belastungen und Stressoren sind nicht Gegenstand der Betrachtung.

Ressourcen werden sehr allgemein als Dinge definiert, die einen Wert haben. Sie sind endlich. Ressourcen werden in vier Kategorien unterteilt.
1. Objektressourcen sind z. B. Kleidung, Schmuck, ein Musikinstrument, Möbel, eine Sportausrüstung, ein Auto oder ein Haus.
2. Personale Ressourcen sind beispielsweise eine hohe Selbstwirksamkeitserwartung, Erholungsfähigkeit, Organisationsvermögen oder Empathie.
3. Bedingungsressourcen sind u. a. Entscheidungs- und Handlungsmöglichkeiten, soziale Unterstützung oder Arbeitsplatzsicherheit.
4. Energieressourcen sind Wissen, Zeit und Geld. Sie helfen beim Erwerb weiterer Ressourcen.

Menschen streben in der Theorie danach, Ressourcen zu erhalten und zu schützen sowie den Verlust von Ressourcen zu vermeiden.

Psychologischer Stress tritt in Situationen auf, in denen 1) der Verlust von Ressourcen droht, 2) der tatsächliche Verlust von Ressourcen eintritt oder 3) der adäquate Zugewinn von Ressourcen nach einer Ressourceninvestition versagt bleibt. Der Verlust oder drohende Verlust von Ressourcen ist stressend, da Menschen dann zukünftige Herausforderungen schlechter bewältigen können. Aber auch ein Mangel an Zugewinn nach einer Investition verursacht Stress, da Individuen trotz Einsatz von Ressourcen diese nicht steigern konnten. Da sie Ressourcen investiert haben ohne Gewinne zu erzielen, entspricht der fehlende Gewinn einem Ressourcenverlust.

Die Theorie der Ressourcenerhaltung betont, dass Gewinne und Verluste verschiedene Effekte haben. Es gibt in der Theorie die Annahme, dass Verluste stärkere Auswirkungen als Gewinne haben. Eine weitere Annahme der Theorie ist, dass Menschen Ressourcen investieren, um sich vor Verlusten zu schützen, von Verlusten zu erholen und um neue Ressourcen hinzuzugewinnen. Diese Motivation veranlasst Menschen dazu, bestehende Ressourcen in Neugewinne zu investieren, um so den gesamten Ressourcenpool zu erweitern.

Die aus der Evaluation der Ressourcen resultierende Kosten-Nutzen-Bilanz beeinflusst dabei maßgeblich das weitere Handeln (Buchwald und Hobfoll 2004). Zur Erfassung von Ressourcenverlusten und -gewinnen wurde eine Ressourcen-Evaluations-Liste entwickelt. Diese Liste sieht vor, Ressourcen auf einer Skala mit fünf Ausprägungen zu bewerten und zwar a) nach ihrer Bedeutsamkeit und b) nach ihrem Vorhandensein. Kommt es zu einer Differenz zwischen Bedeutsamkeit und Vorhandensein, spricht man
1. von Ressourcendefizit: wenn Ressourcen wichtiger sind, als dass sie vorhanden sind (z. B. häufig Gesundheit),
2. von Ressourcenüberschuss: wenn sie weniger bedeutsam, als vorhanden sind (z. B. häufig Kleidung oder Möbel).

In der Theorie wird von Ressourcenspiralen ausgegangen. Menschen mit vielen Ressourcen kommen eher in eine Gewinnspirale. Sie können vermehrt Ressourcen investieren, um weitere Ressourcen anzusammeln oder zu beschützen. Umgekehrt sind Menschen mit wenigen Ressourcen bedroht, in eine Verlustspirale zu kommen. Durch ihre Ressourcendefizite sind sie kaum in der Lage Gewinnspiralen durch gezielte Investitionen zu etablieren. Stattdessen erwachsen aus anfänglichen Verlusten weitere Nachteile bei der Bewältigung von Anforderungen. Es entsteht eine Spirale, in der die Person mit jedem Verlust anfälliger wird und daran gehindert wird, Herausforderungen zu bewältigen. Hobfoll und Hobfoll (1994) verwenden die Metapher einer Goldkette für Ressourcen. Der Gewinn von Ressourcen erhöht die Anzahl der Verbindungen, die Stärke und Belastbarkeit jeder Verbindung. Verluste schwächen die Goldkette, Verbindungen werden gekürzt, geschwächt und sind weniger belastbar.

Das Besondere der Theorie ist weiterhin, dass menschliches Handeln im sozialen Umfeld betrachtet wird, da Menschen nicht nur die eigenen Ressourcen im Blick haben, sondern auch die des Partners und der Familie. Die Partnerbeziehung und die Ressourcen sollten in einer Partnerschaft in Abhängigkeit voneinander betrachtet werden. Hobfoll und Hobfoll (1994) schreiben in ihrem Buch „Work won't love you back", dass das Ziel einer Partnerschaft weder in der Unabhängigkeit, noch in der Abhängigkeit, sondern in der Interdependenz liegt, d. h. jeder der Partner ist in einigen Bereichen unabhängig, in anderen Bereichen aber vom Anderen abhängig. Es geht im Zentrum der Partnerschaft um geteilte Werte, Rituale und Regeln. Menschen erhalten und schützen andere Ressourcen je nach dem vorherrschenden sozialen Kontext, sodass nicht nur individuelle Ressourcen und individuelles Ressourcenmanagement, sondern auch gemeinsame Ressourcen, Ressourcentransfer und gemeinsames Ressourcenmanagement für die psychische Gesundheit von Bedeutung sind. Zentrale Ressourcen in einer Partnerschaft sind:
1. Selbstwirksamkeitserwartung, d. h. die Überzeugung, Anforderungen gemeinsam bewältigen zu können,
2. Selbstwertschätzung, d. h. die Wertschätzung der Partnerschaft, des Selbst und des Anderen, und
3. Intimität, d. h. eine tiefe Vertrautheit, die körperliche und emotionale Intimität umfasst. Diese Ressourcen bilden eine Triangel (siehe ◘ Abb. 1.1).

Die Partner können sich gegenseitig durch den Ausdruck von Wertschätzung, Liebe, Fairness und Fürsorge unterstützen. Intimität wird als besondere Ressource näher für die Partnerschaft betrachtet. Für die Partnerschaft ist das Commitment zu einer langfristigen Balance von Ressourceninvestition und -gewinn wichtig. Ressourceninvestitionen und -gewinne erfolgen nicht auf Grundlage einer Tit-for-tat Strategie, sondern auf Grundlage einer gemeinschaftlichen Beziehung. „What is given is really put into the joint resource reservoir, not received by one individual. Because both partners are active in giving and receiving resources, the relationship benefits." (Hobfoll und Hobfoll 1994, S. 56). Wenn es zu einem längeren Ungleichgewicht bei den Ressourceninvestitionen und -gewinnen in der Beziehung kommt, kann es dazu führen, dass der eine oder der andere Partner die Investitionen und Gewinne genauer betrachtet und sich die gemeinschaftliche Beziehung in eine Austauschbeziehung verwandelt, d. h. sie wird zu einem Geschäft. Dann wird es schwierig, die Beziehung als solche wert zu schätzen, auch wenn das Ungleichgewicht sich wieder ausbalanciert.

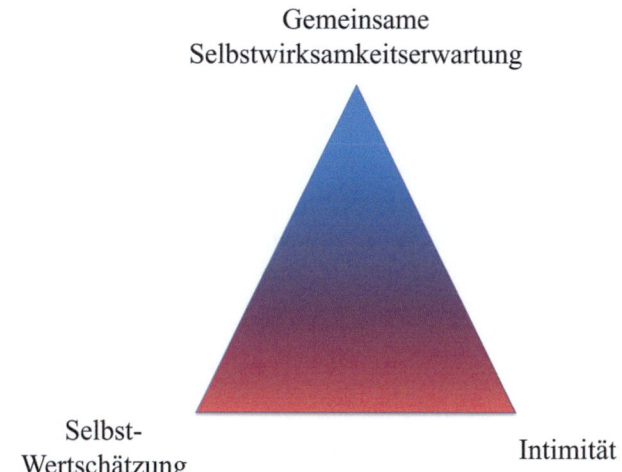

◘ **Abb. 1.1** Triangel der zentralen Ressourcen einer Partnerschaft

1.2 Ein Leben in Balance

Wir haben uns entschieden, den Begriff Leben in Balance zu verwenden, statt des bekannteren Begriffs Work-Life Balance. Es ist die Einstellung gegenüber der eigenen Lebenssituation, die sich auf a) das Vereinbaren verschiedener Lebensbereiche (z. B. Arbeit und Familie), b) Vereinbaren von Rollen (z. B. Führungskraft, Ehrenamt, Ehefrau, Mutter) und c) das Vereinbaren von Zielen (z. B. Anforderungsbewältigung und Erholung) bezieht. Eine Unterscheidung von verschiedenen Lebensbereichen und Rollen ist häufig schwierig, z. B. bei Unternehmern, bei denen die Grenzen zwischen Arbeit und Familie verschwimmen. Uns geht es im Coaching daher vor allem um die Ziele. Bauer-Emmel (2007; siehe Syrek et al. 2011) setzt ebenfalls an den Zielen an, indem sie das Ziel einer Person hervorhebt, die angestrebten Balancevorstellungen mit der realisierten Gestaltung in Übereinstimmung zu bringen. Leben in Balance ist als dynamischer und längerfristiger Prozess zu sehen, bei dem die jeweils für den Einzelnen bedeutsamen Lebensbereiche, Rollen und Ziele im Hinblick auf ihre Vereinbarkeit bewertet werden. Die subjektive Bewertung der Balance steht im Vordergrund. Bei der Bewertung der Balance ist ausschlaggebend, dass die Person Zufriedenheit und Erfolg bei der Vereinbarkeit der verschiedenen Lebensbereiche, Rollen und Ziele erfährt. Diese Definition impliziert, dass es bei der Balance um eine Bewältigung von verschiedenen Anforderungen, aber auch um Erholung geht. Das geht einher mit der Theorie der Ressourcenerhaltung (Hobfoll 1989), die bereits dargestellt wurde, und die Effort-Recovery Theorie (Geurts und Sonnentag 2006; Meijman und Mulder 1998). Letztere besagt, dass es für die Gesundheit notwendig ist, den Anforderungen der Arbeit andere Tätigkeiten im Privatleben gegenüberzustellen, die nicht das gleiche psycho-physiologische System beanspruchen. Beide Theorien betonen die Wichtigkeit, sich von Anforderungen zu erholen und machen deutlich, dass der Aufbau neuer Ressourcen sowie erholsame Tätigkeiten entscheidend sind, um dem negativen Effekt erhöhter Anforderungen oder eines Ressourcenverlustes entgegenzuwirken.

Erholung ist ein Prozess, bei dem das Individuum seine Ressourcen wieder auffüllt, die während einer anforderungsreichen Zeit erschöpft wurden (Meijman und Mulder 1998; Sonnentag 2018). Anforderungsreiche Zeiten können in allen Lebensbereichen auftreten: bei der Pflege eines Angehörigen, bei der Erziehung eines Kindes, bei der Bewältigung von Arbeitsaufgaben, beim Training für einen Marathon. Zu allererst dient Schlaf der Erholung und Regeneration. Gerne wird auch tagsüber ein „Powernap" genommen. Bewegung ist ebenfalls eine zentrale Erholungsaktivität (Sonnentag 2018). Sonnentag und Fritz (2007) definieren vier Kernelemente, die den psychologischen und physiologischen Erholungsprozess kennzeichnen. Ein Erholungselement ist die erlebte Kontrolle über die Freizeit: Das Gefühl zu haben, selbstbestimmt über die Zeit und Aufgaben entscheiden zu können. Zentrale Erholungserfahrung ist das mentale Abschalten von der Arbeit. Viele Menschen kennen nächtliche Gedankenkreise und das endlose Grübeln über Ärgernisse auf der Arbeit, die einem den Schlaf rauben. Entspannung ist ein weiteres Erholungselement, das den Erholungsprozess kennzeichnet. Erholung kann jedoch auch mit Anstrengung und aktivem Handeln verbunden sein. Das ist das vierte Kernelement, das den Erholungsprozess kennzeichnet. So kann Erholung durch die Bewältigung neuer Herausforderungen erreicht werden, wodurch die wichtige Ressource der Selbstwirksamkeitserfahrung aufbaut wird. Zudem werden bei der Bewältigung neuer Herausforderungen neue Fähigkeiten und Fertigkeiten erlangt (Bandura 1977). Diese zusätzlichen personalen Ressourcen wirken auch auf andere Lebensbereiche, wie die Erwerbstätigkeit. In der Arbeit aufzugehen, störungsfrei und konzentriert mit subjektivem Kontrollgefühl in seiner Tätigkeit versinken, das sog. Flowerleben, kann ebenfalls sehr erholsam sein. Wie glücklich fühlt man sich, wenn man intensiv arbeiten kann oder die Arbeit einen so mitreißt, dass man alles andere für einen Moment vergisst. Gemeinschaftliche Erfahrungen sind weitere wichtige Erholungserfahrungen. Das können gemeinsame Zeiten mit dem Partner, mit Freunden und Familie sein. Aber auch Gelegenheiten zum Netzwerken mit Kooperationspartnern oder mit Kunden zählen dazu. Konkrete Erholungserfahrungen sind individuell sehr verschieden. Sie sind stark beeinflusst von den Lebensbedingungen, der Familiensituation, dem sozialen Umfeld, der Region und natürlich vom Zeitgeist. Daher ist es Ziel unseres Gesundheitscoachings für Paare, die Selbstreflexion und Reflexion über aktuelle Bedürfnisse und Ziele anzuregen, damit die Wahl der Erholungsaktivität selbstkongruent ist. Selbstkongruenz ist für den Transfer des Erarbeiteten in den Alltag entscheidend. Die Reflexion im Coaching bezieht sich auch auf die dafür wichtigen und vorhandenen Ressourcen. Im Coaching geht es um selbstkongruente Balancevorstellungen und deren Realisierung. Der Austausch, die Abstimmung und die gegenseitige Unterstützung der Partner sind die wichtigsten Wirkmechanismen in unserem Paarcoaching.

1.3 Ein Leben in Balance als Paar

Menschen streben danach, anspruchsvolle Ziele zu verfolgen. Jedoch sind sowohl Arbeits- als auch Familienziele zumeist in einem sozialen Gefüge eingebettet (Hirschi et al. 2019). Arbeitsziele und Anforderungen, wie eine Beförderung oder die Fertigstellung eines Projektes, sind immer an Kollegen, Vorgesetzte und weitere

Stakeholder gebunden. Auch der Partner ist involviert, denn schließlich werden vermehrt Ressourcen in die Arbeit investiert, die daher in anderen Bereichen weniger zur Verfügung stehen. Der Partner kann dadurch, dass er den Rücken freihält, ebenfalls einen Beitrag zur Zielerreichung des Anderen beitragen. Familiäre Ziele und Anforderungen, wie die Anschaffung eines Hundes oder ein Hausbau, sind mit dem Partner, den Kindern oder weiteren Betroffenen auszuhandeln. Für die Verwirklichung müssen Aufgabenbereiche vergeben und Ressourcen gerecht verteilt werden.

Jedes Paar steht somit vor einer ganzen Bandbreite an Anforderungen aus allen Lebensbereichen. Anforderungen sind Aufgaben oder Ereignisse, die einen Ressourceninvest verlangen (z. B. Zeit und Energie). Im traditionellen Rollenmodell des Brotverdieners (Mann) und Haushaltsmanagers (Frau) werden die Anforderungen in klar definierte Bereich aufgeteilt. Der eine Partner investiert viel Zeit und Energie in den Erwerb von finanziellen Mitteln. Weitere Ressourcen, die mit der Ausübung einer Erwerbsarbeit einhergehen, werden aufgebaut, wie Selbstwirksamkeitserwartung, Anerkennung und soziale Beziehungen. Der andere Partner investiert Zeit und Energie in die Haushaltsführung, Erziehung der Kinder und Pflege der Angehörigen. Diese Arbeitsteilung ermöglicht es beiden, ihren Bereich auszufüllen in dem Vertrauen, dass der Partner seinen Verpflichtungen in der Beziehung nachkommt. Daraus entstehen jedoch auch Abhängigkeiten und Gefahren, insbesondere zulasten der Person, die sich um die Haushaltsführung kümmert. Die finanzielle Abhängigkeit kann durch den Einstieg des Partners (zumeist die Frau) in das Erwerbsleben minimiert werden. Trotzdem bleiben die Anforderungen, die sich aus z. B. Haushalt, Kindererziehung und Pflege von Angehörigen ergeben, gleich. Ein Teil der Aufgaben können in Doppelverdiener-Haushalten in Kindertagesstätten und Schulen ausgelagert werden. Auch die Anstellung einer Haushaltshilfe und die Nutzung von Online-Einkauf und Lebensmittellieferungen können zur Bewältigung der Anforderungen dienen.

Doppelverdiener-Paare haben in der Forschung zum Thema Leben in Balance, Lebenszufriedenheit und Erholung besondere Beachtung erhalten. Aufgrund ihres enormen Aufwands an Ressourcen für die Erwerbsarbeit, ist hier vor allem der Fokus auf Unterstützungsleistungen, die helfen können sich zu erholen, die Beziehung zu verbessern oder das Arbeitsengagement zu steigern. In sozialen Beziehungen ist der Austausch zwischenmenschlicher Ressourcen unerlässlich, um dauerhafte Beziehungen aufrechtzuerhalten. Zwischenmenschliche oder interpersonale Ressourcen sind Vertrauen, Empathie, Intimität und die wahrgenommene oder erwartete soziale Unterstützung (Buchwald 2003). In einer gut funktionierenden Partnerschaft ist soziale Unterstützung eine der wichtigsten Ressourcen, von denen beide Partner profitieren (Hobfoll 2002). Vor allem scheinen hier Paare Vorteile zu haben, die „work-linked" sind, also durch ihre Arbeitstätigkeit oder Arbeitgeber verbunden sind. Laut Janning (2006) haben diese Paare den Vorteil, die Welt des anderen zu verstehen. Zudem haben sie das Gefühl, dass die enge Zusammenarbeit mit ihren Ehepartnern sich ebenfalls positiv auf ihre Beziehungsqualität auswirkt.

Es konnte gezeigt werden, dass die Unterstützung des Ehepartners am Arbeitsplatz eine bedeutsame Ressource auch bei der Vereinbarkeit von Beruf- und Privatleben ist (Ferguson et al. 2016). Studien, die sich auf den Einfluss des Partners auf die Erholungserfahrung konzentrieren, unterstreichen die Notwendigkeit dieser dyadischen Perspektive (Hahn und Dormann 2013). Unterstützung, die es dem Partner ermöglicht, einer Erholungsaktivität nachzugehen, zeigt sich verstärkt bei den „work-linked" Paaren als besonders hilfreich (Park und Haun 2017).

Eine besondere Form der Doppelverdiener-Paare, die auch durch ihre Arbeit verbunden sind, stellen die „Copreneurs" dar. Copreneurs sind Paare, die in ihrem eigenen Betrieb arbeiten. Einer der Partner ist der Inhaber. Die Arbeitsleistung des zweiten Partners kann hingegen variieren. Entweder ist er oder sie gleichberechtigter Inhaber, angestellt im Betrieb oder leistet ungesehene Unterstützung durch Zuarbeiten oder Bereitstellung eines Netzwerkes (Fitzgerald und Muske 2002). Copreneurs sind eine sehr extreme Zielgruppe, anhand derer die Interdependenzen in der Gestaltung eines Lebens in Balance untersucht werden können (Dreyer und Busch 2020). Dazu wurde das Work-Life Balance (WLB) Crafting Konzept von Sturges (2012) adaptiert und auf die Dyade erweitert. WLB Crafting beschreibt proaktive und zielgerichtete Handlungen, die darauf abzielen:

1. die physischen Bedingungen (zeitliche oder örtliche Faktoren),
2. die wertgetriebenen Haltungen oder Gedanken zur WLB oder
3. die sozialen Beziehungen, vor allem die Partnerschaft,

so zu gestalten, dass Ziele aus verschiedenen Lebensbereichen besser vereinbart werden können. In unserer Interviewstudie konnte gezeigt werden, dass selbst individuelle Strategien zur Gestaltung von Erholungsphasen, auch vom Partner unterstützt werden müssen oder sich gegenseitig bedingen. Ein Paar berichtete, dass die Frau eine Ausbildung zur Yoga-Lehrerin gemacht hat. An den Wochenenden, die sie dafür unterwegs war, musste ihr Mann einspringen und den Haushalt übernehmen. Zudem ermöglichte er ihr es danach, in seinen Firmenräumen Yoga Stunden anzubieten. Dadurch wird er „gezwungen" zeitig Feierabend zu machen, damit er die Sportgruppe nicht stört. Sie wiederum pausiert jede dritte Woche mit den Kursen, damit auch Abende in der Woche für die beiden und die Familie bleibt. Weitere geteilte Strategien bezogen sich auf das Trennen der Lebensbereiche und geteilte Übergangsrituale, wie beispielsweise eine Regelung, dass nach 20 Uhr nicht mehr über das Geschäft gesprochen wird. Das Suchen nach gemeinsamen Aktivitäten, die in einem festen Rahmen stattfinden, wie ein Tanzkurs jeden Donnerstagabend, war ebenfalls eine hilfreiche Strategie. Die Paare müssen sich gemeinsam die Bedingungen schaffen, damit Erholung und auch gemeinsame „Quality-Time" stattfinden kann. Dadurch werden Erholungsprozesse eingeleitet und Ressourcen wieder aufgeladen (Dreyer und Busch 2020). Aufgrund der hohen Interdependenz in ihrer Gestaltung eines Lebens in Balance, scheint die gemeinsame Beschäftigung als Paar mit diesem Thema in einem strukturierten Rahmen sinnvoll. Diesen strukturierten Rahmen bietet unser Paarcoaching.

1.4 Haltung im Coaching

Wir verfolgen als Grundhaltung im Coaching den personen-orientierten, nicht-direktiven Ansatz nach Rogers (2002). Eine direktive Haltung wäre problemzentriert, d. h. der Coach ginge aus seiner eigenen Perspektive auf die Herausforderungen ein. Dagegen wendet sich der Coach mit einer nicht-direktiven Haltung nicht direkt der Herausforderungen, sondern dem Coachee zu und geht dann aus dessen Sicht und mit ihm gemeinsam an die Herausforderungen heran. Es geht um eine Zentrierung auf den Coachee. Der Coachee kennt am besten den richtigen Weg und sollte sich in keine Abhängigkeit zum Coach begeben. Rogers geht von einer Aktualisierungstendenz aus, nach der jedem Menschen eine Tendenz zu Wachstum, Reife und Bereicherung seines Lebens gegeben ist. „Jedem Menschen ist ein Wachstumspotenzial zu eigen, das in der Beziehung zu einer Einzelperson freigesetzt werden kann" (Rogers 2002, S. 17). Erfolgsversprechend sind nach Rogers und übertragen auf Coaching, wenn der Coach authentisch bzw. kongruent ist, wenn er bedingungslose, positive Wertschätzung für den Coachee empfindet und den inneren Bezugsrahmen des Coachee empathisch erfährt. Dem Coach geht es nicht darum, Herausforderungen und Probleme für den Coachee zu bewältigen bzw. zu lösen, sondern dem Coachee zu helfen, dass dieser seine Herausforderungen selbstständig bewältigen kann, die häufig im Coaching genannte „Hilfe zur Selbsthilfe".

Eine nicht-direktive Haltung betont die Bedeutung der Gefühle bei der Bewältigung von Herausforderungen. Der Fokus liegt auf der Gegenwart und zukünftigen Bewältigung von Herausforderungen. Die Beziehung von Coach und Coachee ist zentraler Wirkmechanismus im Coaching (Graßmann et al. 2020; Groddeck 2002, S. 81).

Die Haltung des Coachs ist „ansteckend" und darin bemerkbar, dass der Coachee sich und seine Gefühle in stärkerem Maße wahrnimmt. Der Coachee wird sich seiner Gefühle bewusster. Er wird in seinen Wahrnehmungen flexibler und setzt sich realistischere Ziele. Sein Verhalten wird reifer. Er kann unangepasste Verhaltensweisen und Gewohnheiten ändern.

1.5 Das Züricher Ressourcen Modell und Training

Im Züricher Ressourcen Modell (ZRM) nach Storch und Krause (neuste überarbeitete Auflage 2017) werden neurowissenschaftliche Erkenntnisse zum Gehirn als selbstorganisierender Erfahrungsspeicher, zum Gedächtnis, das auf neuronalen Netzen beruht, zu Kenntnissen über Gefühle und körperliche Signale bei Bewertungs- und Entscheidungsprozessen und die lebenslange Lernfähigkeit des Gehirns mit dem erweiterten Rubikonmodell verbunden. Embodiment bzw. der Wechselwirkung von Körper und Psyche kommt eine große Bedeutung zu (Storch et al. 2017). Das ZRM-Training wurde im Rahmen betrieblicher Prävention bereits eingesetzt und evaluiert (Storch und Olbrich 2011). Das von Storch und Krause konzipierte Gruppentraining lässt sich gut auf ein Gesundheitscoaching für (erwerbstätige) Paare übertragen.

1.5.1 Somatische Marker als diagnostisches Mittel für Selbstkongruenz

Storch und Krause arbeiten mit António Damasios Hypothese der somatischen Marker (Damasio 1994). Jede Situation, in der wir Erfahrungen sammeln, hinterlässt einen sogenannten somatischen Marker. Eine duale Bewertung wird gespeichert „Gut gewesen, wieder aufsuchen" oder „Schlecht gewesen, das nächste Mal lieber meiden". Befindet sich eine Person später wieder in einer entsprechenden Situation, erfährt sie über somatische Marker, ob diese Situation mit guten oder schlechten Erfahrungen verbunden ist.

Damasio beschreibt die somatischen Marker in seinem Buch „Descartes' Irrtum – Fühlen, Denken und das menschliche Gehirn" (1994) wie folgt:

> „Kurzum, somatische Marker sind ein Sonderfall der Empfindungen, die aus sekundären Gefühlen entstehen. Von diesen Gefühlen und Empfindungen ist durch Lernen eine Verbindung zur Vorhersage künftiger Ergebnisse bestimmter Szenarien hergestellt worden. Wenn sich ein negativer somatischer Marker in Juxtaposition zu einem bestimmten zukünftigen Ergebnis befindet, wirkt diese Zusammenstellung wie eine Alarmglocke. Befindet sich dagegen ein positiver somatischer Marker in Juxtaposition, wird er zu einem Startsignal." (Damasio 1994, S. 238).

Somatische Marker sind individuell durch Erfahrung angelegt, besonders in früher Kindheit erworben, aber sie unterliegen einem lebenslangen Lernprozess. Sie müssen nicht bewusst wahrgenommen werden, um zu wirken. Die Wahrnehmung somatischer Marker ist jedoch ein Erfolgsfaktor im Coaching. Es geht im Coaching um einen Zugang zum Selbsterleben, um Menschen dabei zu unterstützen, ihre Entscheidungen bewusst zu treffen und sie argumentativ zu vertreten. Somatische Marker werden nicht nur in real stattfindenden Situationen ausgelöst, sondern auch in Vorstellungen, wie in Phasen des Abwägens und Planens von Entscheidungen. Damasio (1994, S. 238) nennt diese Vorstellungen „Als-ob-Schleife". Dies kann im psychologischen Beratungsgespräch wie dem Coaching verwendet werden, um Entscheidungsalternativen gegeneinander abzuwägen und wahrzunehmen, wann positive somatische Marker ausgelöst werden. In der ersten Phase im Coaching geht es um die Motivfindung, bei der die Wahrnehmung somatischer Marker als ein diagnostisches Mittel für selbstkongruente Motive, als zum Selbst passende Motive, dienen kann. Somatische Marker werden meist von logischen Denkprozessen für eine Entscheidungsfindung ergänzt. Ohne sie bleiben Menschen jedoch in einem nicht endenden Prozess des rationalen Abwägens verschiedener Alternativen stecken und kommen zu keinem Entschluss. Damasio betont, dass Emotionen und die entsprechenden somatischen Marker ein notwendiger Bestandteil von Entscheidungsfindungen sind. Entscheidungen werden nicht ohne Emotionen und die körperlichen Empfindungen dazu getroffen. Kuhl (2001, 2006) verweist auf Damasios Annahmen in seinen Studien zu den Funktionen des Selbstsystems. Das Selbstsystem soll die persönliche Relevanz von Handlungsfolgen registrieren und zukünftig in die Handlungssteuerung miteinbeziehen. Dazu müssen nicht nur die Handlungen und Handlungsfolgen, sondern auch die Emotionen zu den Handlungsergebnissen integriert repräsentiert werden. Körperempfindungen gehören „…offensichtlich zu den Signalen, die dem Selbstsystem dabei helfen, sich zwischen den vielen früher schon einmal ausprobierten Handlungsoptionen zu entscheiden" (S. 153). Storch und Krause (2017, S. 59–60) schreiben,

> „…dass das affektive System nicht nur generell eine Unterstützung bei Entscheidungsprozessen bietet, dass es nicht nur dabei hilft, durch positive somatische Marker Motivation und Willensaktive auszulösen, sondern dass es auch direkte

Spiegelung dessen ist, was tiefstes Selbsterleben ausmacht.... Somatische Marker können... als diagnostisches Leitsystem für Selbstkongruenz eingesetzt werden. Sie zeigen an, wenn ein Mensch eine Entscheidung gefällt hat, die er als zu sich selbst passend erlebt."

Somatische Marker beruhen auf Körperzuständen und sind daher relativ einfach beobachtbar, messbar und objektivierbar. Das kann unter anderem in einem glückseligen Grinsen, einer Aufrichtung der Körperhaltung oder einem Aufleuchten der Augen erkennbar sein.

1.5.2 Das erweiterte Rubikonmodell in seiner Anwendung im ZRM (-Training)

Storch und Krause haben das bekannte Rubikonmodell (Heckhausen 1989, Gollwitzer 1990) in seiner erweiterten Fassung nach Grawe (1998) um neuropsychologische Erkenntnisse ergänzt und ein Trainingsmanual für die Arbeit mit ihrem ZRM erstellt. Danach werden fünf Phasen wie folgt beschrieben:

- **Erste Phase**

In der **ersten Phase** werden nach einer Entspannungsübung aktuelle Lebensthemen mit Hilfe von Bildern und anschließender ressourcenorientierter Assoziationen des Trainers und der weiteren Teilnehmenden zum ausgewählten Bild eruiert. Durch den Einsatz positiver, somatischer Marker wird eine Ressourcenorientierung ermöglicht. Zudem wird im ZRM darauf geachtet, dass neben der Sprache und Bilder auch körperliche Erfahrungen (Embodiment) gemacht werden, um unbewusste Bedürfnisse einzubeziehen. Diese unbewussten Informationen werden um bewusste, sprachliche Informationen zur Entwicklung des aktuellen Bedürfnisses ergänzt. Das Bedürfnis soll zu einem Motiv entwickelt werden, das bewusst kommuniziert werden kann. Die Phase 1 ist abgeschlossen, wenn die Teilnehmenden ihre aktuellen Bedürfnisse und Motive als Thema sprachlich festhalten können, indem sie eine Aussage treffen, in welchem Bereich ihrer aktuellen Lebenssituation etwas verändert werden soll. Die Teilnehmenden sollen, übertragen auf das Coaching, durch die Phase 1 den ursprünglichen Anlass zum Coaching a) durch ein anderes Motiv ersetzen oder b) ergänzen oder c) bestätigt und unterstützt haben.

- **Zweite Phase**

In der **zweiten Phase** geht es darum, Motive zu reflektieren, abzuwägen und sich für ein handlungswirksames Ziel zu entscheiden, d. h. „Über den Rubikon" zu schreiten. Diese zweite Phase ist entscheidend. „Vom menschlichen Erleben her wird der Unterschied zwischen Motiven und eindeutiger Intention charakterisiert als der Unterschied zwischen <Wählen (goal setting) und Wollen (goal striving)> (Gollwitzer 2012, S. 527). Der Unterschied zwischen diesen beiden Stadien ist entscheidend durch Gefühle bestimmt." (Storch und Krause 2017, S. 94). Somatische Marker spielen auch hier eine besondere Rolle. Körpersignale oder Emotionen zeigen den Weg zu den „richtigen" Zielen auf. Motivationspsychologisch wird von guten Gefühlen gesprochen, die den Schritt über den Rubikon ermöglichen. Das bewusste Abwägen von Vor- und Nachteilen ist nachrangig. Bildhafte Vorstellungen, Kreativitätstechniken, hypnotherapeutische Verfahren oder körperorientierte Übungen sind hilfreich, um die Gefühle in den Vordergrund zu stellen. Storch und Krause lehnen konkrete Verhaltensziele in dieser Phase ab. Stattdessen werden sogenannte Haltungsziele oder Motto-Ziele (Storch und Krause 2017) im Sinne von Identitätszielen (Gollwitzer 1987) für die Überschreitung des Rubikons betont. Sie argumentieren mit Kuhl und Kollegen, die bei konkreten Verhaltenszielen das Absichtsgedächtnis aktiviert sehen, welches positive Affekte herabreguliert. Es ist an einen rationalen, denkbetonten Funktionsmodus gekoppelt. Für die Überschreitung des Rubikons ist jedoch das emotionale Erfahrungsgedächtnis mit positiven Affekten von Nöten. Ist die Intention (handlungswirksames Ziel, hier wichtig: Haltungsziel) geplant und herausgebildet, besteht ein fester Wille, die Volition. Informationen werden abgeschirmt und gefiltert, um die Intention zu stärken und die Entscheidungsfindung zu stabilisieren. Die Intentionsstärke ist entscheidend. Sie wird in der Motivationspsychologie operationalisiert als Produkt aus Wünschbarkeit und Realisierbarkeit. Psychologische Interventionen zur Stärkung der Wünschbarkeit sind gefragt: Gollwitzer (1991) sieht in der Erwägung des Nutzens und der Vorstellung der Folgen eine Erhöhung der Wünschbarkeit. Die Wünschbarkeit oder Attraktivität eines Ziels wird nach Damasio durch somatische Marker mitgeteilt. Ein Ziel ist dann attraktiv, wenn sich eindeutig ein positiver somatischer Marker identifizieren lässt. Die Realisierbarkeit kann ebenfalls durch psychologische Interventionen gestärkt werden. Storch und Krause verweisen auch hier auf Gollwitzer, der die Handlungs-Ergebnis-Erwartung betont. Im psychologischen Beratungsprozess kann die Aufmerksamkeit auf die Elemente der Intention gerichtet werden, auf deren Veränderung der Teilnehmende selbst Einfluss hat (Storch und Krause 2017, S. 96 ff.).

Drei Kriterien soll das handlungswirksame Ziel erfüllen:
1. Annäherungsziel statt Vermeidungsziel. Das neuronale Netz des erwünschten Zustands wird durch ein Annäherungsziel aktiviert. Ein Vermeidungsziel aktiviert das neuronale Netz des unerwünschten Zustands.
2. Realisierbarkeit muss zu 100 % unter der eigenen Kontrolle liegen.
3. Ein drittes Kriterium ist der deutlich beobachtbare somatische Marker, denn das emotionale Erfahrungsgedächtnis mit seinen somatischen Markern stellt das Selbstsystem dar. Entscheidungen mit deutlich beobachtbaren, somatischen Markern ermöglichen Zielsetzungen mit hoher Selbstkongruenz.

Wenn das handlungswirksame Ziel bzw. die Intention formuliert ist, geht es darum, folgende Fragen auszuarbeiten: a) in welchen Situationen soll das Ziel angewendet werden, b) wie sieht die Handlungs-Ergebnis-Erwartung aus und c) was ist die Ergebnis-Folge-Erwartung (mentales Kontrastieren, Oettingen et al. 2005).

- **Dritte Phase**

In der **dritten, präaktionalen Phase** geht es um den Aufbau eines Ressourcenpools, der die Zielerreichung sichert. Es geht um die Nutzung der neuronalen Plastizität. Das Ziel ist zu Beginn der dritten Phase noch nicht ausreichend „gebahnt", d. h. die neuronale Verknüpfung ist noch nicht stabil, um zuverlässig handlungswirksam zu sein. Es geht daher jetzt darum, explizites Wissen in implizites Wissen zu überführen, sodass die neu entwickelte Intention auch in kritischen Situationen in Handlungen umgesetzt wird. Das neuronale Netzwerk, welches das Ziel repräsentiert, soll

1.5 · Das Züricher Ressourcen Modell und Training

auf eine möglichst umfangreiche Informationsbasis gestellt werden. Das Ziel wird durch den Aufbau eines Ressourcenpools multikodiert, das heißt durch verschiedene Sinneskanäle vertieft. Dies passiert erstens durch die Bildung von Automatismen über bewusstes Lernen, Trainieren und reales Üben (dies erfolgt in der 4. Phase) und zweitens – und das steht im ZRM im Vordergrund und wird in Phase 3 thematisiert – durch eine mentale Aktivierung der neuronalen Verknüpfungen. Dazu gehört erstens ein bewusstes sich „in-Erinnerung-Rufen" des Ziels oder irgendeines mit ihm verknüpften Elements. Im Sinne der Selbstkonzeptforschung können Menschen bewusst positive Selbstkonzepte aktivieren. Die neu entwickelten Ziele werden im ZRM als Ressourcen verstanden, und es wird die Formulierung von Grawe (1998, S. 445) zitiert: „Je mehr es in der Therapie gelingt, positiv zu bewertende – das ist mit der Bezeichnung Ressourcen gemeint – neuronale Erregungsmuster zu aktivieren, umso besser werden sie gebahnt und umso mehr Einfluss werden sie – in Konkurrenz mit weniger positiv zu bewertenden Erregungsmustern – auf das Erleben und Verhalten des Patienten gewinnen." Die mentale Verknüpfung kann aber auch unbewusst erfolgen, durch Priming (Storch und Krause 2017, S. 160 ff.).

Das handlungswirksam formulierte Ziel ist die erste Ressource. Erinnerungshilfen werden als weitere Ressourcen genutzt, um die neuronalen Verbindungen häufig zu nutzen. Das kann der Einsatz von Gerüchen, Musik, Farben, Wohnungs- und Büroeinrichtung, Kleidung, Schmuckstücke, Bildschirmhintergrund oder Schlüsselanhänger sein. Erinnerungshilfen müssen allerdings mit dem Ziel in Verbindung stehen.

In der dritten Phase geht es um die Installation von Erinnerungshilfen und die Körperarbeit durch Embodiment. Embodiment bedeutet Verkörperlichung und verweist auf die Wechselwirkung bzw. Untrennbarkeit von Körper (einschließlich der Bewegung) und Psyche (Price et al. 2012; Koch 2011; Storch et al. 2017). Verschiedene Körperexperimente werden im ZRM-Training angeboten, um die Wechselwirkung von Körper und Psyche deutlich zu machen. Die Körperarbeit erfolgt im ZRM unter einem gedächtnistheoretischen und einem selbstregulatorischen Aspekt (Storch und Krause 2017, S. 168 ff.). So wird eine spezifische Körperhaltung, die mit dem Ziel korrespondiert, erarbeitet. Dies garantiert die Multikodierung, denn die bisherigen Erinnerungshilfen haben die kognitive und emotionale Ebene angesprochen, aber noch nicht die körperliche Ebene. Auch wird die Bedeutung der Körperhaltung für die Selbstregulation betont. Über die Methode des mentalen Trainings, hier eine Fantasiereise, soll der Klient sich selbst bei der Ausführung des erwünschten, zielrealisierenden Handelns imaginieren. Zudem wird vorgeschlagen, den inneren und äußeren Körperzustand und die Körperhaltung, die mit dem Haltungsziel in Verbindung stehen, aufzumalen bzw. in ein vorgegebenes Körperschema einzutragen und die Kontextmerkmale anzufügen.

- **Vierte Phase**

In **der vierten Phase** geht es um die bewusste Handlungsplanung. Die Bildung von Ausführungsintentionen in der präaktionalen Phase, d. h. die Koppelung situationsspezifischer Schlüsselreize an die erwünschten Handlungsmuster, Wenn-Dann-Pläne, erhöhen das persönliche Gefühl der Verpflichtung. Sie helfen mit, zielgerichtete Handlungen zu beginnen und wirken dadurch nachhaltig. Die Handlungsinitiierung wird automatisch, ohne oder mit nur wenig bewussten

Verarbeitungsprozessen ausgelöst (Gollwitzer und Oettingen 2013). Storch und Krause unterscheiden zwischen ressourcen- und verhaltensaktivierenden Wenn-Dann-Plänen (2017, S. 184 ff.). Ausführungsintentionen werden bei Ersterem hinsichtlich der Art und Weise gebildet, wie die Ressourcen aus dem Ressourcenpool eingesetzt werden können. Es geht in der vierten Phase um die erfolgreiche Benutzung der neuronalen Netze, damit die neuronalen Verbindungen beginnen, ihre Übertragungseffizienz zu verstärken.

Im ZRM werden drei Typen von Situationen unterschieden. Typ A sind bekannte Situationen, in denen es nahezu selbstverständlich gelingt, das erstrebte Ziel zu verwirklichen. Typ B sind vorhersehbare Situationen, in denen es aber bisher nicht gelang, das Ziel umzusetzen. Typ C sind unvorhergesehene, sich überraschend ergebene Situationen. Im ZRM-Training werden zunächst Typ A Situationen vergegenwärtigt, um das Selbstwirksamkeitserleben und das Kontrollgefühl zu stärken. Die Coachees sollen sich selber für diese Situationen loben, Erfolge feiern und Wertschätzung empfinden. Typ B Situationen stehen im Mittelpunkt der Phase 4. Es werden zeitlich nahliegende Situationen mittlerer Schwierigkeit gewählt und die Coachees werden zu einer Situationsanalyse aufgefordert. Diese mentale Beschäftigung mit der Situation soll dann in der tatsächlichen Situation als Auslösereiz für die Aktivierung des Ziels, der dazugehörigen Ausführungsintentionen und Ressourcen dienen. Im ZRM werden Ausführungsintentionen ausgearbeitet. Für die Typ C Situationen wird ein Notfallprogramm erstellt.

- **Fünfte Phase**

In **der Phase fünf** „Integration, Transfer und Abschluss" geht es um die Reflexion des ZRM-Prozesses, den Transfer durch soziale Unterstützung zu sichern und eine Follow-up Veranstaltung zu planen.

1.6 Blended Coaching

Unser Paarcoaching verbindet Präsenzsitzungen mit Telesitzungen und Onlinekursen. Es stellt also ein Blended Coaching dar. Digitale Gesundheitsinterventionen sind weit verbreitet, da die Hoffnung besteht, damit viele Menschen räumlich und zeitlich flexibel zu erreichen. Allerdings sind die Abbruchquoten sehr hoch. Digitale Angebote für Erwerbstätige sind vor allem dann günstig, wenn sie sich auf ein spezifisches Gesundheitsverhalten beziehen, das routinemäßig im Arbeitskontext gezeigt wird. Digitales Coaching im Arbeitskontext ist sehr verbreitet und zeigt nach Überblicksstudien seine Wirksamkeit, wenn es sehr themenfokussiert gestaltet ist, z. B. auf Zielsetzung und Handlungspläne, und wenn das Coaching über einen kurzen Zeitraum läuft. Wenn es allerdings um komplexe Gesundheitsthemen geht, die über die Erwerbstätigkeit hinausgehen, wie es in unserem Coaching der Fall ist, dann sind Blended Interventionen der bessere Zugang (Howarth et al. 2018).

Wir beziehen drei Onlinekurse ein, in denen Wissen vermittelt wird und einfache Übungen zur Selbstreflexion anregen. In den Onlinekursen werden verschiedene Methoden zur Steigerung der Motivation und Nutzerfreundlichkeit verwendet. Jeder der drei Onlinekurse enthält ein Video, indem das Kernkonzept des jeweiligen

1.6 · Blended Coaching

Moduls einfach und mit vielen Beispielen erklärt wird. Die Onlinekurse werden des Weiteren durch ein Persona-Paar begleitet: Herbert und Maria Meier. Personas werden vorwiegend in der Softwareentwicklung eingesetzt. Dabei handelt es sich um prototypische Beschreibungen eines Nutzers oder einer Nutzergruppe, deren Bedürfnisse und Lebenssituation bei der Entwicklung von Produkten berücksichtigt werden. Werden diese Personas mit Beschreibungen ihrer Lebenssituation und Zielen dann ebenfalls in dem Endprodukt, dem Onlinekurs, eingebunden, so kann der Nutzer besser abgeholt und sogar inspiriert werden. Die Personas sind ebenfalls in die Selbstreflexionsaufgaben eingebunden und unterstützen den Nutzer als Beispielgeber (Ducki et al. 2019). Die Übungen dienen der Vorbereitung der nächsten Coachingsitzung und werden dort aufgegriffen und vertieft.

Somit ist der Aufbau der Onlinekurse immer wie folgt: Beginnend mit einer kurzen Reflexion der letzten Coachingsitzung folgt die Wissensvermittlung, die sofort anhand des Persona-Paares praxisnah verdeutlicht wird. Zuletzt folgt die Übertragung der Inhalte in Übungen zur Selbstreflexion in den eigenen Alltag. Auch diese Übungen werden durch das Persona-Paar begleitet.

Die Registrierung für die Onlinekurse ist über folgende Seite erreichbar:
▶ https://futurelearnlab.de/projekt-e-regiowerk/.

Sie können sich kostenfrei einen Zugang erstellen und die Onlinekurse nutzen.

Ein weiterer Baustein des Blended Coachings sind Telecoachingsitzungen mittels Videokonferenzen. Sie ermöglichen es, Fahrzeiten für den Coach und die Coachees zu reduzieren und das Coaching besser in den Alltag zu integrieren. Trotzdem sehen sich der Coach und die Coachees und können annähernd so interagieren, wie in einer Präsenzsitzung, da auch nonverbale Kommunikation über die Videoübertragung transportiert wird.

Die mittleren Module 3 und 4 eignen sich als Telecoachingsitzungen. Die ersten beiden Module und das letzte Modul sowie das Abschlussgespräch sollten als Präsenzsitzungen durchgeführt werden. In den ersten Modulen geht es zum einen darum, eine gute Arbeitsbeziehung aufzubauen. Präsenzsitzungen erleichtern dies. Zum anderen steht und fällt das Coaching mit der Entwicklung eines selbstkongruenten Haltungsziels, wofür uns Präsenzsitzungen angemessener erscheinen. Auch das letzte Modul und das Abschlussgespräch sollten als Präsenzsitzungen durchgeführt werden, um den Transfer in den Alltag zu sichern.

Die Landschaft der freien und auch kostenpflichtigen Videokonferenzanbieter ist groß. Die wohl bekanntesten Anbieter sind Zoom und Skype von Microsoft Corporation. Allerdings sind bei beiden Anbietern die Datenschutz-Bestimmungen zu beachten und die Teilnehmer sollten sich der Verwendung ihrer Daten bewusst sein. Daher empfehlen wir für ein Coaching mit persönlichem Inhalt die Nutzung des online-basierten Videokonferenzanbieters Spreed.Me, der STRUKTUR AG (siehe ▶ www.spreed.Me), die einen Datenserver in Deutschland benutzt und somit an deutsches Datenschutzrecht gebunden ist.

Zu beachten ist, dass insbesondere die Internetverbindung stabil sein muss. Das Gerät, mit dem das videogestützte Coaching durchgeführt wird, sollte einen ausreichend großen Bildschirm, einen vom Videokonferenzdienst unterstützten Browser, eine funktionsfähige Kamera sowie ein funktionierendes Mikrophon haben. Wir empfehlen dringend ein Probetreffen über den Videokonferenzanbieter und die Bereitstellung einer externen, qualitativ hochwertigen Webcam oder sogar eines Tablets zur Sicherstellung der technischen Voraussetzungen.

1.7 Paarcoaching

Unser Coaching ist ein Gesundheitscoaching für Paare. Wir haben es ursprünglich für Unternehmerpaare von Kleinbetrieben entwickelt, bei denen die Lebensbereiche eng miteinander verwoben sind und eine Trennung kaum möglich erscheint. Im Coaching arbeitet jeder Coachee für sich an seinem Haltungsziel für ein verbessertes Leben in Balance und dessen Umsetzung im Alltag. Er tut das jedoch gemeinsam, d. h. im Beisein, in Abstimmung und mit Unterstützung des Partners. Das ist beim Thema Leben in Balance, bei dem es um Ziele und deren Umsetzung geht, die nicht nur den Einzelnen betreffen, sondern auch den Lebenspartner und die Familie, zentral. Die Interdependenz des Paares, auch wenn sie nicht gemeinsam in einem Betrieb tätig sind, ist beim Ressourcenmanagement und der Gestaltung des Lebens in Balance nicht zu unterschätzen (siehe ausführlicher ▶ Abschn. 2.3; Schreyögg 2013). Gleichzeitig ist das Paarcoaching selbst eine gemeinsame und hoffentlich schöne Erfahrung bzw. gemeinsam verbrachte Zeit, in der sich die Lebenspartner für mehrere Stunden und über einen längeren Zeitraum ungestörte Aufmerksamkeit für ihre jeweiligen selbstkongruenten Themen und Ziele schenken. Sie erfahren im Coaching gegenseitige Wertschätzung und Unterstützung. Zentrale Ressourcen der Partnerschaft, wie die gemeinsame Selbstwirksamkeitserwartung und die Selbstwertschätzung werden im Coaching gestärkt.

Das Paarcoaching erhöht zudem die Erreichbarkeit. Wir erreichen mit Gesundheitsangeboten üblicherweise Menschen, die bereits für Gesundheit sensibilisiert sind und ihre Zeit und Geld in Gesundheit investieren. Eine Paarintervention dagegen kann auch Einzelne erreichen, die wenig in ihre Gesundheit investieren, die sich für die Reflexion und Gestaltung der Work-Life Balance wenig Zeit nehmen. Frauen sind meist leichter zu erreichen als Männer, wenn es um das Thema Gesundheit geht. Das betrifft auch digitale Angebote zur Gesundheitsförderung. Sie sind häufig „gatekeeper", wenn es um die Gesundheit, die Erholung und ein Leben in Balance in der Familie geht. So berichteten uns die Unternehmer in der Erprobung der Intervention bzw. in Interviews, dass sie von ihren Partnerinnen häufig daran erinnert werden (müssen), etwas für ihre Gesundheit zu tun und nicht nur den Betrieb und seine Anforderungen im Blick zu haben.

Neben der Erreichbarkeit stellt die größte Herausforderung für die Erwachsenenbildung im Allgemeinen und Gesundheitsinterventionen im Besonderen der Transfer des Erarbeiteten in den Alltag dar. Gerade hierfür ist das Paarsetting hilfreich, denn die Lebenspartner sind sich außerhalb des Coachings ständige unbewusste und bewusste Erinnerungshilfen. Der Coachingprozess und das Haltungsziel werden ständig erinnert. Die neuronale Bahnung wird aktiviert durch die Erinnerungshilfe „Partner". Die Lebenspartner unterstützen sich bei der Umsetzung gegenseitig bewusst und unbewusst.

1.8 Wirksamkeit

Das Paarcoaching wurde einer umfangreichen Erprobung und Evaluation in 2018 und 2019 im Rahmen des Projekts e-RegioWerk (▶ www.e-regiowerk.de) mit Unternehmerpaaren von Kleinbetrieben des Handwerks in verschiedenen Regionen Deutschlands unterzogen (siehe Einleitung). Die Ergebnisse werden aktuell veröffentlicht (Busch und Dreyer 2020). Wir erreichen die Unternehmerpaare über ihre regionalen, traditionellen Handwerksnetzwerke mit Kreishandwerkerschaften als zentrale Akteure. Coachs der IKK classic führten die Coachings durch. Wir befragten die teilnehmenden Unternehmerpaare des Coachings und einer Wartekontrollgruppe vor, während und am Ende des Coachings und vier Monate später zum Abschlussgespräch zu verschiedenen Aspekten eines Lebens in Balance. Auch wurden die Coachingsitzungen videoaufgezeichnet, um die manualgerechte Umsetzung zu überprüfen. Wir nutzen die Videos auch, um das Verhalten der Coaches und die Interaktionen zwischen den drei Beteiligten untersuchen zu können. Die Evaluationsergebnisse zeigen eine hohe Zufriedenheit mit dem Coachingprozess und einen hohen Zielerreichungsgrad. Das Coaching verbesserte Erholungserfahrungen und die Zufriedenheit mit der WLB, und das Coaching verringerte emotionale Erschöpfung als Kernelement von Burnout. Die wesentlichen Wirkfaktoren sind das Ausmaß an ergebnisorientierter Selbstreflexion und die gegenseitige Unterstützung der Partner im Coaching sowie die erfahrenen somatischen Marker im Verlauf des Coachings.

Literatur

Bamberg, E., Busch, C., & Ducki, A. (2003). *Betriebliches Stress- und Ressourcenmanagement. Strategien und Methoden für die neue Arbeitswelt.* Göttingen: Huber.

Bandura, A. (1977). Self-efficacy: toward a unifying theory of behavioral change. *Psychological Review, 84*(2), 191–215.

Buchwald, P. (2003). The relationship of individual and communal state-trait coping and interpersonal resources as trust, empathy and responsibility. *Anxiety Stress and Coping, 16*(3), 307–320.

Buchwald, P., & Hobfoll, S. E. (2004). Burnout aus ressourcentheoretischer Perspektive. *Psychologie in Erziehung und Unterricht, 51*(4), 247–257.

Busch, C., & Dreyer, R. (2020). *Blended Recovery and Burnout Coaching for Small Business Copreneurs.*

Damasio, A. R. (1994). *Descartes' Irrtum: Fühlen, Denken und das menschliche Gehirn.* München: List.

Dreyer, R., & Busch, C. (2020). *Living and Working Together – How Copreneurial Couples Craft Work-Life Balance.*

Ducki, A., Behrendt, D., Boß, L., Brandt, M., Janneck, M., Jent, S., Kunze, D., Lehr, D., Nissen, H., & Wappler, P. (2019). Digi-Exist: Eine digitale Plattform zur Gesundheitsförderung für junge Unternehmen. *Fehlzeiten-Report 2019* (S. 333–347). Berlin: Springer.

Ferguson, M., Carlson, D., Kacmar, K. M., & Halbesleben, J. R. B. (2016). The supportive spouse at work: Does being work-linked help? *Journal of Occupational Health Psychology, 21*(1), 37–50.

Fitzgerald, M. A., & Muske, G. (2002). Copreneurs: An exploration and comparison to other family businesses. *Family Business Review, 15*(1), 1–16.

Geurts, S. A., & Sonnentag, S. (2006). Recovery as an explanatory mechanism in the relation between acute stress reactions and chronic health impairment. *Scandinavian Journal of Work, Environment & Health, 6*, 482–492.

Gollwitzer, P. M. (1987). Suchen, Finden und Festigen der eigenen Identität: Unstillbare Zielintentionen. In H. Heckhausen, P. M. Gollwitzer, & F. E. Weinert (Hrsg.), *Jenseits des Rubikon. Der Wille in den Humanwissenschaften* (S. 176–189). Berlin: Springer.

Gollwitzer, P. M. (1990). Action phases and mind-sets. In E. T. Higgins & R. M. Sorrentino (Hrsg.), *Handbook of motivation and cognition: Foundations of social behavior* (Vol. II, S. 53–92). New York: Guilford Press.

Gollwitzer, P. M. (1991). *Abwägen und planen. Bewusstseinslagen in verschiedenen Handlungsphasen.* Göttingen: Hogrefe.

Gollwitzer, P. M. (2012). Mindset theory of action phases. In P. Lange, A. W. Kruglanski, & T. E. Higgins (Hrsg.), *Theories of social psychology* (Vol. I, S. 526–545). Thousand Oaks: Sage.

Gollwitzer, P. M., & Oettingen, G. (2013). Implementation intentions. In M. Gellman & J. R. Turner (Hrsg.), *Encyclopedia of behavioral medicine* (Bd. 9, S. 1043–1048). New York: Springer.

Graßmann, C., Schölmerich, F., & Schermuly, C. C. (2020). The relationship between working alliance and client outcomes in coaching: A meta-analysis. *Human Relations, 73*(1), 35–58.

Grawe, K. (1998). *Psychologische Therapie*. Göttingen: Hogrefe.

Greif, S. (2008). *Coaching und ergebnisorientierte Selbstreflexion*. Göttingen: Hogrefe.

Groddeck, N. (2002). Klientenzentrierte Kunsttherapie mit Kindern und Jugendlichen. *Personzentrierte Psychotherapie mit Kindern und Jugendlichen, 2,* 269–312.

Hahn, V. C., & Dormann, C. (2013). The role of partners and children for employees' psychological detachment from work and well-being. *Journal of Applied Psychology, 98*(1), 26–36.

Heckhausen, H. (1989). *Motivation und Handeln*. Berlin: Springer.

Hirschi, A., Shockley, K. M., & Zacher, H. (2019). Achieving work-family balance: An action regulation model. *Academy of Management Review, 44*(1), 150–171.

Hobfoll, S. E. (1989). Conservation of resources: A new attempt at conceptualizing stress. *American Psychologist, 44*(3), 513–524.

Hobfoll, S. E. (2002). Social and psychological resources and adaptation. *Review of General Psychology, 6*(4), 307–324.

Hobfoll, S. E., & Hobfoll, I. H. (1994). *Work won't love you back*. New York: Freeman and Company.

Howarth, A., Quesada, J., Silva, J., Judycki, S., & Mills, P. R. (2018). The impact of digital health interventions on health-related outcomes in the workplace: A systematic review. *Digital Health, 4,* 1–18.

Janning, M. (2006). Put yourself in my work shoes: Variations in work-related spousal support for professional married coworkers. *Journal of Family Issues, 27*(1), 85–109.

Koch, S. (2011). *Embodiment. Der Einfluss von Eigenbewegung auf Affekt, einstellung und Kognition*. Berlin: Logos.

Kuhl, J. (2001). *Motivation und Persönlichkeit. Interaktionen psychischer Systeme*. Göttingen: Hogrefe.

Kuhl, J. (2006). Individuelle Unterschiede in der Selbststeuerung. In J. Heckhausen & H. Heckhausen (Hrsg.), *Motivation und Handeln* (S. 303–329). Berlin: Springer.

Lazarus, R. S., & Launier, R. (1981). Stressbezogene Transaktionen zwischen Person und Umwelt. In J. R. Nitsch (Hrsg.), *Stress: Theorien, Untersuchungen, Maßnahmen* (S. 213–259). Bern: Huber.

Meijman, T. F., & Mulder, G. (1998). Psychological aspects of workload. In P. J. D. Drenth, H. Thierry, & C. J. de Wolff (Hrsg.), *New Handbook of work and organizational psychology* (Bd. 2, S. 5–34)., Work Psychology Hove, UK: Psychology Press.

Oettingen, G., Mayer, D., Thorpe, J. S., Janetzke, H., & Lorenz, S. (2005). Turning fantasies about positive and negative futures into self-improvement goals. *Motivation and Emotion, 29*(4), 236–266.

Park, Y., & Haun, V. C. (2017). Dual-earner couples' weekend recovery support, state of recovery, and work engagement: Work-linked relationship as a moderator. *Journal of Occupational Health Psychology, 22*(4), 455–466.

Price, T., Peterson, C., & Harmon-Jones, E. (2012). The emotive neuroscience of embodiment. *Motivation and Emotion, 36,* 27–37.

Rogers, C. R. (2002). *Entwicklung der Persönlichkeit: Psychotherapie aus der Sicht eines Therapeuten*. Stuttgart: Klett-Cotta.

Schreyögg, A. (2013). *Familie trotz Doppelkarriere. Vom Dual Career zum Dual Care Couple*. Wiesbaden: Springer.

Seyle, H. (1981). Geschichte und Grundzüge des Stresskonzeptes. In J. R. Nitsch (Hrsg.), *Stress: Theorien, Untersuchungen, Massnahmen* (S. 163–187). Bern: Huber.

Sonnentag, S. (2018). The recovery paradox: Portraying the complex interplay between job stressors, lack of recovery, and poor well-being. *Research in Organizational Behavior, 38,* 169–185.

Sonnentag, S., & Fritz, C. (2007). The Recovery Experience Questionnaire: development and validation of a measure for assessing recuperation and unwinding from work. *Journal of Occupational Health Psychology, 12*(3), 204–221.

Storch, M., Cantieni, B., Hüther, G., & Tschacher, W. (2017). *Embodiment. Die Wechselwirkung von Körper und Psyche verstehen und nutzen* (3. Aufl.). Bern: Hogrefe.

Storch, M., & Krause, F. (2017). *Selbstmanagement-ressourcenorientiert: Grundlagen und Trainingsmanual für die Arbeit mit dem Zürcher Ressourcen Modell (ZRM®)* (6. überarbeitete Aufl.). Bern: Hogrefe.

Storch, M., & Olbrich, D. (2011). Das GUSI-Programm als Beispiel für Gesundheitspädagogik in Präventionsleistungen der Deutschen Rentenversicherung. In W. Knörzer & R. Rupp (Hrsg.), *Gesundheit ist nicht alles – was ist sie dann? Gesundheitspädagogische Antworten* (S. 111–126). Baltmannsweiler: Schneider.

Sturges, J. (2012). Crafting a balance between work and home. *Human Relations, 65*(12), 1539–1559.

Syrek, C., Bauer-Emmel, C., Antoni, C., & Klusemann, J. (2011). Entwicklung und Validierung der Trierer Kurzskala zur Messung von Work-Life Balance (TKS-WLB). *Diagnostica, 57*(3), 134–145.

Vorbereitung auf das Coaching

Inhaltsverzeichnis

2.1 Leitlinien – 20

2.2 Überblick über das Coaching – 21

2.3 **Hinweise zum Manual – 22**
2.3.1 Aufbau der Module im Manual – 22
2.3.2 Symbole im Manual – 23
2.3.3 Art der Präsentation von Inhalten – 23

2.4 **Erstgespräch – 24**
2.4.1 Terminplan für die Organisation des Coachings – 25

Literatur – 26

© Springer Fachmedien Wiesbaden GmbH, ein Teil von Springer Nature 2020
C. Busch und R. Dreyer, *Gesundheitscoaching für Paare*,
https://doi.org/10.1007/978-3-658-29852-4_2

Unser Gesundheitscoaching für Paare folgt bestimmten Leitlinien. Sie sind im Folgenden aufgeführt (▶ Abschn. 3.1). Weiterhin wird der Aufbau des Coachings und der Module erläutert (▶ Abschn. 3.2). In ▶ Abschn. 3.3 werden Hinweise zum Umgang mit dem Manual gegeben. In ▶ Abschn. 3.4 gehen wir auf das Erstgespräch ein. Unsere Empfehlungen resultieren aus unseren Erfahrungen und den bisherigen Erfahrungen der Coaches mit der Durchführung des Coachings im Rahmen des Projekts e-RegioWerk.

2.1 Leitlinien

Folgende Leitlinien haben wir bei der Konzeption verfolgt:

- **Coaching für ein Leben in Balance**

Angelehnt an das Coachingverständnis von Siegfried Greif (2008) verfolgen wir im Coaching eine intensive und systematische Förderung ergebnisorientierter Selbst- und Ressourcenreflexion durch die Beratung von Personen im Paarsetting, um selbstkongruente Ziele in Abstimmung und mit der Unterstützung des Partners, für ein verbessertes Leben in Balance zu setzen und zu erreichen.

- **Ressourcenorientierung und Gewinnspiralen**

Die Theorie der Ressourcenerhaltung nach Hobfoll (1989) ist unsere Grundlage zum Verständnis von psychischer Gesundheit. Ressourcen bzw. Gewinne und Verluste derselben stehen im Mittelpunkt. Es ist ein bedingungs- und personenbezogener Ansatz. Menschliches Handeln wird im sozialen Umfeld betrachtet. Menschen haben nicht nur die eigenen Ressourcen im Blick, sondern auch die des Partners und der Familie. Ziel ist stets der Aufbau von Gewinnspiralen.

- **Züricher Ressourcen Modell**

Das Coaching orientiert sich am Züricher Ressourcen Modell (ZRM) und Training, das mit dem Rubikon-Modell arbeitet. Das ZRM beruht u. a. auf der Integration neurowissenschaftlichen Wissens zum Gehirn als selbstorganisierender Erfahrungsspeicher, zum Gedächtnis, das auf neuronalen Netzen beruht und zu den somatischen Markern bei Bewertungs- und Entscheidungsprozessen. Im ZRM wird der Wechselwirkung von Körper und Psyche durch Embodiment Rechnung getragen.

- **Leben in Balance im Kontext der Paarbeziehung**

Auch wenn Gesundheitsverhalten und die Bewertung des „Lebens in Balance" primär etwas Individuelles sind, so ist die Gestaltung der Bedingungen, damit dieses Verhalten gezeigt werden kann, maßgeblich abhängig vom Partner. Daher binden wir den Partner aktiv in die individuelle Zielfindung und -erreichung ein. Veränderungen im Verhalten, wenn es um ein Leben in Balance geht, müssen unbedingt im Paarsystem reflektiert und abgestimmt werden.

- **Gegenseitige Unterstützung der Lebenspartner im Coachingprozess**

Unser Coaching wird im sozialen Kontext der Lebens-Partnerschaft durchgeführt. Im Coaching arbeiten die Klienten an den eigenen Zielen, stimmen sich dabei mit dem Partner ab und unterstützen den Partner bei dessen individueller Zielerreichung. Die Partner erfahren gegenseitige ungeteilte Aufmerksamkeit und Unterstützung. Die gemeinsame Selbstwirksamkeitserwartung und Selbstwertschätzung wird gestärkt (siehe ▶ Abschn. 2.1).

- **Transfersicherung durch das Paarcoaching**

Der Transfer in den Alltag wird durch das Paarcoaching gesichert. Die Coachees sind Lebens-Partner. Sie sind sich alltägliche, gegenseitige bewusste und unbewusste Erinnerungshilfen. Der Coachingprozess, das Haltungsziel und die neuronale Bahnung werden durch den Partner ständig aktiviert.

- **Blended Coaching**

Wir verbinden vier Präsenzsitzungen (Modul 1, 2, 5 und das Abschlussgespräch) mit drei Onlinekursen und mit zwei Telecoachingsitzungen (Modul 3 und 4). Jeder der drei Onlinekurse enthält ein Video, in dem das Kernkonzept des jeweiligen Moduls einfach und mit vielen Beispielen erklärt wird. Die Onlinekurse werden des Weiteren durch ein Persona-Paar begleitet und enthalten Übungen zur Selbstreflexion. Die mittleren zwei Sitzungen sind als Telecoachings mittels Videokonferenzen konzipiert, um Fahrzeiten für alle Beteiligten zu reduzieren und das Coaching besser in den Alltag zu integrieren.

- **Humanistische Grundhaltung**

Eine humanistische Grundhaltung zeigt sich in authentischem Verhalten des Coaches, einer bedingungslosen, positiven Wertschätzung für die Coachees und Empathie. Eine humanistische Grundhaltung betont die Bedeutung der Gefühle im Coaching und einen Gegenwartsfokus.

- **Evaluation und Super- oder Intervision**

Ein Coach sollte beständig an sich arbeiten und seine Kompetenzen ausbauen. Neben einem empathischen, wertschätzenden und authentischen Verhalten sind psychologische Methodenkompetenz, wie das Aktive Zuhören, Fragemethoden, aber auch diagnostisches Wissen und Kenntnisse der Klinischen Psychologie wichtig, um z. B. Sucht- und Abhängigkeitserkrankungen oder eine Depression zu erkennen. Wir empfehlen die Coachinginterventionen stets zu evaluieren, um die Qualität zu sichern. Dafür stehen wir gerne zur Verfügung. Bitte sprechen Sie uns an.

2.2 Überblick über das Coaching

◘ Abb. 2.1 fasst das Coaching zusammen. Es läuft über acht Monate. Der Coach startet mit einem Präsenzcoaching. Es folgt ein Tagebuch, um die Selbstreflexion anzuregen. Drei Onlinekurse bereiten die Sitzungen zwei, drei und vier vor. Sitzung drei und vier bieten sich als Telecoachings an. Eine Transfersitzung vier Monate nach der fünften Coachingsitzung empfehlen wir.

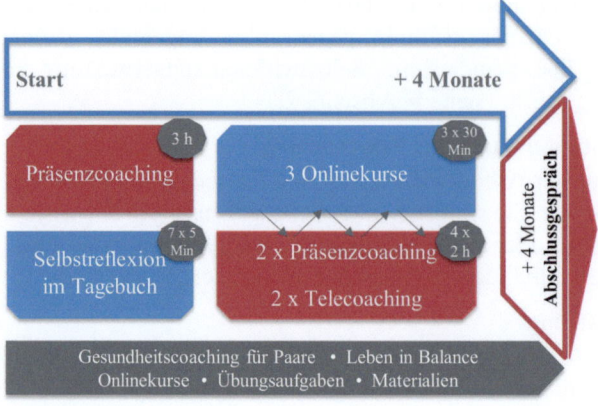

Abb. 2.1 Überblick Coaching

2.3 Hinweise zum Manual

2.3.1 Aufbau der Module im Manual

Jedes Modul gliedert sich in folgende sechs oder sieben Abschnitte:

- **1. Ziele des Moduls**

Jedes Modul hat eindeutige und erreichbare Ziele, an denen sich der Coach in der Umsetzung orientieren kann und deren Erreichung nach Durchführung des Coachings überprüft werden kann. Diese Ziele werden zu Beginn jedes Moduls dargestellt.

- **2. Der rote Faden**

Der rote Faden zeigt auf, wie die Module in den Gesamtzusammenhang einzuordnen sind und wie die Module untereinander zusammenhängen.

- **3. Ablaufplan**

Hier befindet sich ein Ablaufplan, der jeden Punkt der praktischen Durchführung kurz vorstellt.

- **4. Detailplanung Modul**

Mithilfe der Detailplanung hat der Coach nochmals einen Überblick über das Modul

- **5. Onlinekurs**

Zu den Modulen zwei, drei und vier gehören jeweils ein Onlinekurs, dessen Ablauf hier kurz erläutert wird.

- **6. Checkliste**

Mithilfe der Checkliste kann der Coach überprüfen, ob alle Materialien für das jeweilige Modul vorhanden sind.

- **7. Praktische Durchführung der Präsenz- bzw. Telecoachingsitzungen**

Die Darstellung der praktischen Durchführung stellt das Kernstück in jeder Modulbeschreibung dar. Hier wird detailliert und konkret beschrieben, wie das

Coaching in der Praxis durchgeführt werden soll. Die Materialien, die für die praktische Durchführung des jeweiligen Moduls benötigt werden, z. B. Arbeitsblätter, sind im Anhang zu finden.

2.3.2 Symbole im Manual

Die folgenden Symbole in ◘ Abb. 2.2 tauchen im Verlauf der Beschreibung der praktischen Durchführung der einzelnen Module auf. Sie sollen dem Leser helfen die Übersicht zu behalten und erleichtern so die Handhabung des Trainermanuals. Wir danken Monique Janneck der Technischen Hochschule Lübeck für die Bereitstellung der Symbole.

2.3.3 Art der Präsentation von Inhalten

Im Verlauf der Beschreibung der praktischen Durchführung der einzelnen Module tauchen Abbildungen auf. Wir empfehlen den Coaches, dafür Handouts zu verwenden.

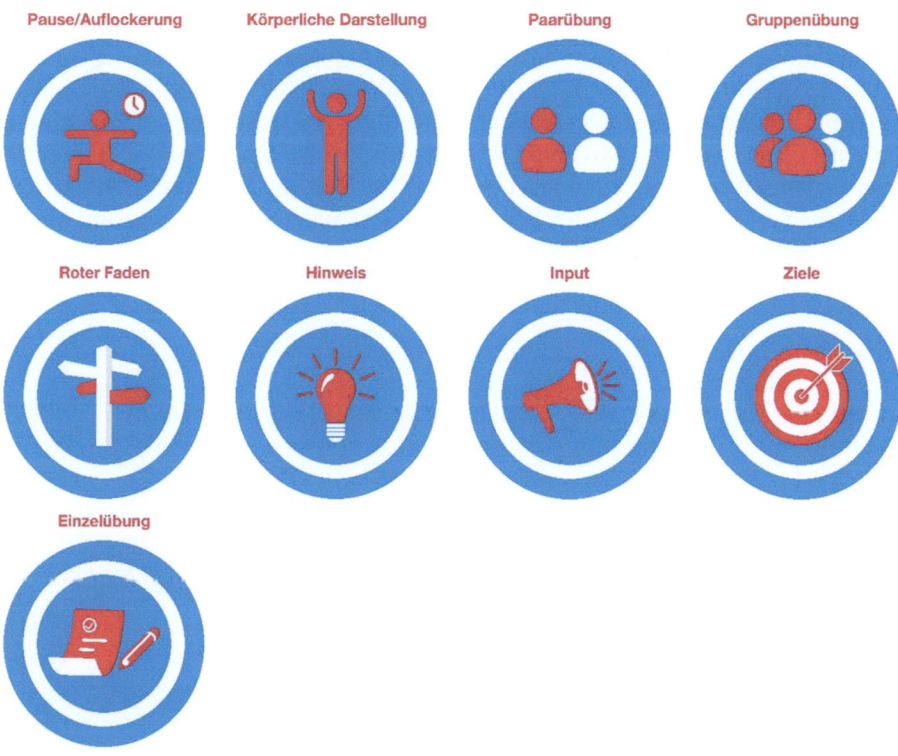

◘ Abb. 2.2   Symbole im Manual

2.4 Erstgespräch

Im Erstgespräch sollten das Ziel des Coachings, der Ablauf und die Terminplanung geklärt werden. Außerdem erhalten die Teilnehmenden je einen Ordner mit Informations- und Arbeitsblättern. Die Inhalte des Ordners sind im Anhang zu finden. Um die URL zu den Onlinekursen verschicken zu können, benötigt der Coach die E-Mail Adressen beider Coachees. Die Onlinekurse sind zu finden unter:
▶ https://futurelearnlab.de/projekt-e-regiowerk/.

Bitte im Erstgespräch mit den Coachees auf die URL gehen ▶ https://futurelearnlab.de/projekt-e-regiowerk/ und zeigen, wie die Coachees sich für die Onlinekurse „Mein Leben in Balance gestalten" registrieren und später einloggen können. Sicherheitshalber sollten sich die Coachees während des Erstgesprächs mit Unterstützung des Coachs registrieren. Eine Anleitung ist im Coachingordner enthalten. Es gibt auf der Seite verschiedene andere Onlinekurse, die auch für die Coachees von Interesse sein können. Diese behandeln die Themen Gesund Führen, Effektive Teamsitzungen durchführen, und das Thema Mitarbeiter mit Behinderungen.

Falls eine Evaluation gewünscht ist, kontaktieren Sie uns. Die Evaluation umfasst Videoaufzeichnungen der Coachingsitzungen und kurze Vor- und Nachbefragungen der Teilnehmenden. In dem Fall bitten wir Sie ein Videogerät mit Speicherkarte (ca. 64 GB) aufzustellen, Datenschutzerklärungen unterschreiben zulassen und Links zu den Befragungen an die Teilnehmenden per E-Mail zu verschicken. Alle Informationen und Unterlagen dazu erhalten Sie vorab von uns.

In der ◘ Abb. 2.3 ist der Coaching-Ablauf dargestellt. Nach dem Erstgespräch startet das Coaching mit einer Präsenzsitzung. Anschließend findet eine Selbstreflexion mittels Tagebuch über 7 Tage statt. Ein Onlinekurs bereitet die Coachees auf die Präsenzsitzung in Modul 2 „Pläne schmieden" vor. Modul 3 „Ressourcen aktivieren" umfasst einen Onlinekurs und eine Telecoachingsitzung, ebenso Modul 4 „Zielgerichtet handeln". Modul 5 ist wieder ein Präsenzcoaching. Wir empfehlen drei Wochen Abstand zwischen jeder Sitzung, um Zeit für Selbstreflexion und die Onlinekurse zu haben. Das Coaching endet nach weiteren 4 Monaten mit einem Abschlussgespräch als Präsenzsitzung.

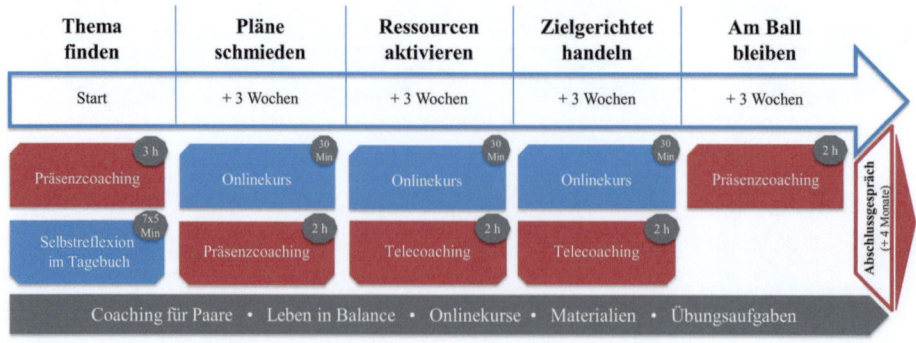

◘ Abb. 2.3 Ablauf des Coachings

2.4 · Erstgespräch

2.4.1 Terminplan für die Organisation des Coachings

Gesundheitscoaching für Paare – Leben in Balance

Modul	Termin	Dauer	Was passiert?
M1	Datum: _____ Uhrzeit: _____	**3 h**	Präsenzcoaching

+ 3 Wochen (inkl. Selbstreflexion im Tagebuch & Onlinekurs)

M2	Datum: _____ Uhrzeit: _____	**2 h**	Präsenzcoaching

+ 3 Wochen (inkl. Onlinekurs)

M3	Datum: _____ Uhrzeit: _____	**2 h**	Telecoaching

+ 3 Wochen (inkl. Onlinekurs)

M4	Datum: _____ Uhrzeit: _____	**2 h**	Telecoaching

+ 3 Wochen

M5	Datum: _____ Uhrzeit: _____	**2 h**	Präsenzcoaching

+ 4 Monate

	Datum: _____ Uhrzeit:	**1,5 h**	Abschlussgespräch

Literatur

Greif, S. (2008). *Coaching und ergebnisorientierte Selbstreflexion*. Göttingen: Hogrefe.
Hobfoll, S. E. (1989). Conservation of resources: A new attempt at conceptualizing stress. *American Psychologist, 44*(3), 513–524.

Das Coaching-Manual

Inhaltsverzeichnis

3.1   Modul 1: Mein Thema finden – 29
3.1.1   Ziele des Moduls – 29
3.1.2   Der rote Faden – 29
3.1.3   Ablauf Modul 1 – 30
3.1.4   Selbstreflexion im Tagebuch – 30
3.1.5   Detaillierter Ablaufplan – 30
3.1.6   CHECKLISTE Modul 1 – 31
3.1.7   Praktische Durchführung des Präsenzcoachings – 32

3.2   Modul 2: Pläne schmieden – 43
3.2.1   Ziele des Moduls – 43
3.2.2   Der rote Faden – 43
3.2.3   Ablauf Modul 2 – 44
3.2.4   Onlinekurs – Modul 2 – 44
3.2.5   Detaillierter Ablaufplan – 46
3.2.6   CHECKLISTE Modul 2 – 46
3.2.7   Praktische Durchführung des Präsenzcoachings – 47

3.3   Modul 3: Ressourcen aktivieren – 61
3.3.1   Ziele des Moduls – 61
3.3.2   Der rote Faden – 62
3.3.3   Ablauf Modul 3 – 63
3.3.4   Onlinekurs – Modul 3 – 63
3.3.5   Detaillierter Ablaufplan – 65
3.3.6   CHECKLISTE Modul 3 – 65

© Springer Fachmedien Wiesbaden GmbH, ein Teil von Springer Nature 2020
C. Busch und R. Dreyer, *Gesundheitscoaching für Paare*,
https://doi.org/10.1007/978-3-658-29852-4_3

| 3.3.7 | Praktische Durchführung des Telecoachings (webbasiert mit Videounterstützung) – 66 |

3.4 Modul 4: Zielgerichtet handeln – 72
3.4.1	Ziele des Moduls – 72
3.4.2	Der rote Faden – 73
3.4.3	Ablauf Modul 4 – 74
3.4.4	Onlinekurs – Modul 4 – 74
3.4.5	Detaillierter Ablaufplan – 75
3.4.6	CHECKLISTE Modul 4 – 75
3.4.7	Praktische Durchführung des Telecoachings (webbasiert mit Videounterstützung) – 76

3.5 Modul 5: Am Ball bleiben – 84
3.5.1	Ziele des Moduls – 84
3.5.2	Der rote Faden – 84
3.5.3	Ablauf Modul 5 – 85
3.5.4	Detaillierter Ablaufplan – 85
3.5.5	CHECKLISTE Modul 5 – 86
3.5.6	Praktische Durchführung des Präsenzcoachings – 86

3.6 Abschlussgespräch – 92
3.6.1	Ziele des Abschlussgesprächs – 92
3.6.2	Der rote Faden – 92
3.6.3	Detaillierter Ablaufplan – 93
3.6.4	CHECKLISTE Abschlussgespräch – 94
3.6.5	Praktische Durchführung des Abschlussgesprächs – 94

Literatur – 98

3.1 Modul 1: Mein Thema finden

3.1.1 Ziele des Moduls

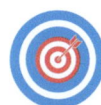

Ziel des Moduls ist, die Arbeitsbeziehung im Coaching aufzubauen. Es geht weiterhin darum, die Teilnahmemotivation und den Anlass sowie Erwartungen an das Coaching zu klären. Dazu gehört auch die Interventionsgeschichte, d. h. welche Erfahrungen mit Coaching oder ähnlichen Maßnahmen zur Gesundheitsförderung vorliegen.

Weitere Ziele des Modul 1 sind die Information über die Ziele und theoretischen Grundlagen des Coachings, die Erläuterung des Coachingkonzepts, die Erläuterung des Vorgehens und der grundlegenden Regeln im Coaching. Da es sich um ein Coaching von Paaren handelt, wird geklärt, was unter Interdependenz verstanden wird.

Im Modul 1 geht es zudem darum, aktuelle Bedürfnisse durch Selbstreflexion zu eruieren und zu klären, ob der Anlass des Coachings bestätigt, ergänzt oder durch ein anderes Motiv ersetzt werden muss.

Zusammenfassend werden in Modul 1: Mein Thema finden folgende konkrete Ziele definiert:
1. Aufbau der Arbeitsbeziehung
2. Teilnahmemotivation und Anlass für das Coaching klären
3. Information über die Ziele, die theoretischen Grundlagen des Coachings und über den Coachingablauf
4. Selbstreflexion zu den aktuellen Bedürfnissen und Klärung, ob der Anlass bestätigt, ergänzt oder durch ein anderes Motiv ersetzt werden muss.

3.1.2 Der rote Faden

Der rote Faden bzw. die Prozessführung wird durch das erweiterte Rubikonmodell in seiner Ausgestaltung des ZRM (Züricher Ressourcen Modell) (Storch et al. 2017) bestimmt. Das Modul umfasst, neben dem Erstgespräch, die erste Phase im erweiterten Rubikonmodell nach dem ZRM, d. h. die Auswahl eines Bildes und die Ausformulierung des aktuellen Lebensphasen-Themas. Nach der Präsenzsitzung ist ein Tagebuch über eine Woche auszufüllen. Es geht darum, Ressourcenaktivierung

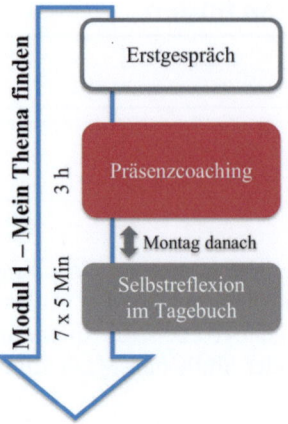

Abb. 3.1 Ablauf Modul 1

und Änderungsmotivation durch selbstkongruente Ziele zu sichern. Voraussetzung für die Teilnahme am Coaching ist die Bearbeitung der Onlinekurse vor Modul 2, Modul 3 und Modul 4 sowie die Ergebnisrückmeldung an den Coach. Der detaillierte Ablauf von Modul 1 ist in ◘ Abb. 3.1 zu sehen.

3.1.3 Ablauf Modul 1

Siehe ◘ Abb. 3.1

3.1.4 Selbstreflexion im Tagebuch

Die Selbstreflexion im Tagebuch besteht aus zwei Teilen, einer Schlafreflexion am Morgen und einer Reflexion der Erholungserfahrungen am Abend.

Bitte zeigen Sie den Coachees in ihren Ordnern das Tagebuch, welches ab dem kommenden Montag für sieben Tage bis Sonntag ausgefüllt werden soll. Es nimmt täglich jeweils ca. 2 min am Morgen und 3 min am Abend in Anspruch. Die Ergebnisse werden im Coaching Modul 2 besprochen.

3.1.5 Detaillierter Ablaufplan

Klient (K) Coach (C) Infoblatt (I) Arbeitsblatt (AB), Einzelarbeit (EA), Wechsel nach Hälfte der Zeit (W)

3.1 · Modul 1: Mein Thema finden

Nr.	Coachingeinheit	Ziele	Themen	Dauer in Min.	Form	Material
1.	Begrüßung	Coachees ankommen lassen	Begrüßung und Small-Talk	10	Gespräch K und C	
2.	Wir sind heute hier, weil..	Teilnahmemotivation und Anlass des Coachings klären Anforderungen klären	Teilnahmemotivation Erwartungen Bisheriger Lösungsversuche und Erfahrungen Anforderungen	40	Gespräch K und C	
3.	Leben in Balance	Gemeinsames Verständnis von Leben in Balance	Leben in Balance Ressourcen und Gewinn-/Verlustspiralen Erholung	10	Input C	I Modul 1 Leben in Balance im Ordner
4.	Coaching	Ablauf des Coachings und Regeln klären	Coachingablauf Ziele des Moduls Klären des individuellen Ziels und des gemeinsamen Ziels Anklagebank thematisieren „Jeder kann nur sich selbst verändern"	10	Input C und Gespräch K und C	I1: Ablauf des Coachings I2: Ziele des Moduls I3: Regeln
5.	Entspannung	Entspannter und introvertierter Zustand	Entspannungsübung z. B. Atemmeditation	10	Übung K und C	
6.	Mein Bild	Auswahl eines Bildes Kennenlernen der somatischen Marker	Bilderwahl unter Berücksichtigung der somatischen Marker Input zu Bilderauswahl und somatischen Markers	20	EA Input C	Ressourcenhaltige Bilder
7.	Mein Thema in seiner ersten Fassung	Ideenkorb kennenlernen Ungeteilte Aufmerksamkeit des Partners genießen Aktuelles Lebensphasen-Thema in seiner ersten Fassung sprachlich festhalten	Input zum Ideenkorb Partner assoziiert mit dem Coach ressourcenorientiert für die erste Hauptperson Hauptperson schreibt mit und achtet auf somatische Marker Hauptperson wählt aus und ergänzt Assoziationen Thema wird festgehalten	40	Input C Übung W K und C	AB „Mein Ideenkorb" AB „Mein aktuelles Thema"
8.	Die Paarlandschaft im Coaching	Das Thema in den Körper bringen Beide Themen in Bezug zueinander im Raum aufstellen	Thema mit Mimik, Gestik, Haltung im Raum darstellen Einfühlen unter Berücksichtigung somatischer Marker Themen abstimmen	20	Input C Übung K	
9.	Ausblick und Abschluss	Ausblick Rituale festlegen und starten	Tagebuch Onlinekurs Anfangs- und Abschlussritual festlegen und starten	20	Input C Gespräch K	Tagebuch 2x im Ordner Link zu Onlinekursen

3.1.6 CHECKLISTE Modul 1

Diese Materialien werden für das Modul benötigt. Bitte abhaken!

Zu erstellende Infoblätter bei Bedarf	
Infoblatt 1: Ablauf des Coachings	☐
Infoblatt 2: Ziele des Moduls	☐
Infoblatt 3: Regeln	☐
Arbeitsblätter/Infoblätter/Tagebuch im Ordner	
Infoblatt Modul 1 Leben in Balance	☐
Arbeitsblatt M1 „Mein Ideenkorb"	☐
Arbeitsblatt M1 „Mein aktuelles Thema"	☐
Tagebuch	☐
Sonstiges	☐
Ressourcenhaltige Bilder	☐
Link zu Onlinekursen	☐

3.1.7 Praktische Durchführung des Präsenzcoachings

3.1.7.1 Begrüßung

➲ Ziel: Coachees ankommen lassen
⏲ Zeit: ca. 10 Min.
◇ Themen: Begrüßung und Small-Talk
✎ Material:

Neben einer herzlichen Begrüßung dient Small-Talk dem Ankommen der beiden Coachees.

3.1.7.2 Wir sind heute hier, weil…

➲ Ziel: Teilnahmemotivation und Anlass des Coachings klären Anforderungen in und außerhalb der Erwerbstätigkeit klären
ⓘ Zeit: ca. 40 Min.
◇ Themen: Teilnahmemotivation Anlass bzw. Ziel des Coachings Erwartungen an das Coaching Klären bisheriger Lösungsversuche und Erfahrungen mit Coaching u. ä. Anforderungen
✎ Material:

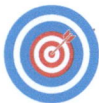

In diesem Modul 1 geht es darum zu klären, welche je individuellen Bedürfnisse aktuell sind und ob der Anlass bzw. das Ziel für das Coaching durch Selbstreflexion bestätigt, ergänzt oder ersetzt wird. In einem ersten Schritt geht es daher darum, strukturiert zu erfragen,

- wodurch das Paar auf das Coaching aufmerksam geworden ist,
- was oder wer ihr Interesse geweckt hat,
- was der Anlass bzw. Ziel des Coachings ist? Wissen die Coachees jeder für sich bereits, was sie erreichen möchten? Woran werden sie merken, dass das Coaching erfolgreich war?
- welche früheren Lösungsversuche, Erfahrungen mit Coaching u. ä. und die bisherige Teilnahme an gesundheitsförderlichen Maßnahmen gibt es?
- wie die Anforderungen durch die Erwerbstätigkeit aussehen (Branche? Tätigkeit? In welchem zeitlichen Umfang? Wie weit sind Wohn- und Betriebsort entfernt? Machen die Teilnehmenden Homeoffice?)?
- welche Anforderungen es neben der Erwerbstätigkeit gibt (Gibt es Kinder? Wenn ja, in welchem Alter? Gibt es Pflegebedürftige in der Familie, mit welchem Pflegegrad? Wer ist die Pflegeperson und in welchem Umfang unterstützt die Pflegeperson? Gibt es Haustiere, Autos, einen Garten?)?

Sokratische Fragen und die Methode des aktiven Zuhörens bieten sich hier an. Sokratische Fragen sind nach dem griechischen Philosophen Sokrates benannt. Er hat diese Methode verwendet, um wahres Wissen zu gewinnen. Es geht darum, in einem gleichberechtigten Gespräch alle Aussagen gründlich zu hinterfragen, um gemeinsam zu Erkenntnissen zu gelangen. Ausgangspunkt ist eine Aussage, z. B.

die Aussage eines Coachees „Ich möchte weniger Konflikte, um meine Gesundheit zu schonen". Zunächst wird nach einer Definition von Konflikt und Gesundheit schonend gefragt und nach der Bedeutung der Begriffe für den Coachee. Dann werden Aussagen kritisch hinterfragt mit W-Fragen, z. B. „Wie wirken sich Konflikte auf Ihre Gesundheit aus?" Wann und auf welche Art und Weise macht sich das bemerkbar? Es wird eine Widerlegung des Gesagten angestrebt, wie z. B. „Gibt es Situationen/Zeiten/Orte, in denen das, was Sie sagen, nicht zutrifft?" „Warum trifft es in einigen Situationen zu, in anderen Situationen aber nicht?" „Welche Ursachen stecken dahinter?" Am Ende sollen sich gemeinsam neue Erkenntnisse aus den geschilderten Erfahrungen herauskristallisiert haben. Die Methode ist auch Vorbild für kritische, wissenschaftliche Überprüfung von Aussagen (vgl. Greif 2008a).

Aktives Zuhören bietet sich als Methode im Coaching an, um die so wichtige gute Beziehung im Coaching und die Aufmerksamkeit des Coachees zu sichern. Aktives Zuhören verlangt sowohl die volle Aufmerksamkeit des Coaches, als auch Empathie und Wertschätzung für den Gesprächspartner. Sie umfasst die folgenden Aspekte:
- Hören, was der Gesprächspartner sagt,
- Überprüfen, ob das Gesagte richtig verstanden wurde und
- sich so verhalten, dass der Gesprächspartner gerne weiterredet, z. B. durch Kopfnicken, Bestätigungslaute. Die Übung „kontrollierter Dialog" macht die Methode verständlich (vgl. Busch et al. 2014, S. 159 ff.).

3.1.7.3 Leben in Balance

⊃ Ziel:
Gemeinsames Verständnis von Leben in Balance
⏲ Zeit: ca. 10 Min.
◇ Themen:
Leben in Balance
Ressourcen und Gewinn-/Verlustspiralen
Erholung
✎ Material:
Infoblatt Modul 1 Leben in Balance im Coaching-Ordner

In diesem Schritt geht es um ein gemeinsames Verständnis zum Ziel des Coachings und verwendeter Konzepte und Begriffe.

Der Coach hält einen Vortrag und verweist auf das Infoblatt Modul 1 Leben in Balance im Coaching Ordner.

3.1 · Modul 1: Mein Thema finden

„Ziel des Coachings ist die Gestaltung eines selbstkongruenten Lebens in Balance. Bei dem Begriff „Work-Life Balance" ziehen Sie sicherlich belustigt die Augenbrauen hoch. Eine Trennung von Arbeit und Leben ist keine wünschenswerte Vorstellung. Daher sprechen wir lieber von einem **Leben in Balance.** Was verstehen wir darunter? Bei Leben in Balance geht es darum, dass sie zufrieden und erfolgreich mit der Vereinbarkeit Ihrer verschiedenen Lebensbereiche (z. B. Erwerbstätigkeit, Kinderbetreuung, Pflege, Finanzen, Auto, Wohnung, Sport), verschiedenen Rollen (z. B. Geschäftsführer, Ehemann, Vater, Sohn) und Ziele (z. B. ein gut organisierter Chef zu sein, Kundenwünsche rasch zu erfüllen, ein fürsorglicher Vater zu sein) sind. Jeder Ihrer Lebensbereiche, nicht nur die Arbeit, stellt gewisse Anforderungen an Sie, bietet aber auch Ressourcen, wie Wertschätzung durch Kollegen und durch den Lebenspartner. Erholungssituationen finden sich ebenfalls nicht unbedingt immer in der Familie, sondern auch in der Erwerbsarbeit. Für ein gutes Leben in Balance ist es notwendig, neben den vielen Anforderungen sich auch der Ressourcen in den verschiedenen Lebensbereichen bewusst zu werden, diese zu pflegen und Erholungsphasen zu gestalten.

Es geht nicht darum, Ihre Arbeitszeit zu reduzieren und ohne Überstunden zum Erfolg zu kommen, sondern vielmehr um einen bewussteren Umgang mit Ihren **Ressourcen.** Wir sehen Ressourcen als den Dreh und Angelpunkt für ein Leben in Balance. Ressourcen sind persönliche Stärken (z. B. Organisationsfähigkeit und Optimismus), wünschenswerte Zustände (z. B. Wertschätzung, Liebe, Partnerschaft), Materielles (Haus, Auto, Geld), Zeit, Wissen, und ein gutes soziales Netz. Sie geben uns die Energie und das Werkzeug, um mit den vielen Anforderungen des Alltags nicht nur einigermaßen über die Runden zu kommen, sondern diese als sinnvoll und handhabbar zu verstehen und sie erfolgreich zu meistern.

Nur dort, wo Sie Ressourcen investieren, werden Sie auch welche ernten. Investieren Sie Zeit und Energie in die Akquise eines neuen Kunden, werden Sie hoffentlich mit einem großen Auftrag belohnt und erhalten Anerkennung und Geld sowie weitere Aufträge. Das nennen wir auch eine Gewinnspirale. Falls dies ausbleibt, sind Sie verärgert und enttäuscht. Ähnlich ist es bei Ihren Beziehungen: nur dann, wenn Sie Zeit und Energie investieren, bekommen Sie auch Vertrauen, Liebe, Verständnis und Rückhalt zurück. Wählen Sie daher mit Bedacht, was Ihnen wichtig ist und wo Sie Ressourcen investieren und generieren möchten. Menschen mit vielen Ressourcen kommen eher in eine Gewinnspirale. Umgekehrt sind Menschen mit wenigen Ressourcen bedroht, in eine Verlustspirale zu kommen.

Psychischer Stress tritt auf, wenn 1) der Verlust von Ressourcen droht, 2) der tatsächliche Verlust von Ressourcen eintritt oder 3) der adäquate Zugewinn von Ressourcen nach einer Ressourceninvestition versagt bleibt. Der Verlust oder drohende Verlust von Ressourcen ist stressend, da Sie dann zukünftige Herausforderungen schlechter bewältigen können. Aber auch ein Mangel an Ressourcengewinnen nach einer Investition verursacht Stress, da Sie trotz Einsatz von Ressourcen Ihre Ressourcen nicht steigern konnten. Da Sie Ressourcen investiert haben ohne Gewinne zu erzielen, entspricht der fehlende Gewinn einem Ressourcenverlust. Gesundheit umfasst also sowohl die körperliche Gesundheit, als auch psychosoziale Aspekte. Die Pflege der Ressourcen und der achtsame Umgang mit den Ressourcen sind wichtige Aspekte.

Kommen wir noch auf den Begriff der **Erholung** zu sprechen: Erholung ist ein Prozess, bei dem Sie Ihre persönlichen Ressourcen wieder auffüllen, die während einer anforderungsreichen Zeit erschöpft wurden. Schlaf ist sicherlich die wichtigste Erholungserfahrung. Zentral für Erholung ist es aber auch mal Grenzen zu ziehen und den Job Job sein zu lassen, z. B. während des Abendessens mit der Familie mal nicht über die Arbeit zu sprechen. Das gedankliche Abschalten von Anforderungen ist erholsam, d. h. z. B. mal nicht an die Kollegen, die Mitarbeiter und den Chef zu denken.

Entspannung ist erholsam, z. B. sich mal Zeit zur Muße zu nehmen. Konzentriertes Arbeiten kann auch sehr erholsam sein. Vielleicht haben Sie auch schon vom Flowerleben gehört: Wenn Sie störungsfrei und konzentriert einer Aufgabe nachgehen, bei der Sie Ihre Fähigkeiten ausleben können, mal die Zeit und das Tagesgeschäft um Sie herum für eine Weile vergessen können; das kann dann sehr erholsam sein.

Gemeinsame Erlebnisse mit Kollegen, Freunden, dem Partner können ebenfalls sehr erholsam sein. Nutzen Sie Synergien, wenn Sie mit Kooperationspartnern etwas gemeinsam unternehmen. Das kann entspannend sein und gleichzeitig Ihr Netzwerk stärken.

Konkrete Erholungserfahrungen sind jedoch individuell sehr verschieden. Der eine mag mit dem Motorrad alleine über Land fahren, der andere mag mit seiner Frau zum Tanzen gehen, der dritte schraubt gerne an Oldtimern und der vierte geht mit Kollegen Fußball spielen. Daher geht es im Coaching um die Bewusstmachung von individuellen Bedürfnissen, die Festlegung auf Ziele, die zu den Bedürfnissen passen und deren Verfolgung für ein Leben in Balance. Es geht hier im Coaching um die Reflexion darüber, welche Ressourcen Ihnen wichtig sind und welche Ihnen zur Verfügung stehen, wie Sie ihre Ressourcen auffüllen und gewinnbringend für sich und Ihre Familie sowie Ihren Betrieb einsetzen können."

3.1.7.4 Coaching

> ➲ Ziel:
> Ablauf des Coachings und Regeln klären
>
> ⏱ Zeit: ca. 10 Min.
>
> ◈ Themen:
> Coachingablauf
> Ziele des Moduls
> Klären des individuellen Ziels und des gemeinsamen Ziels
> Anklagebank thematisieren „Jeder kann nur sich selbst verändern"
>
> ✎ Material:
> Infoblatt 1: Ablauf des Coachings
> Infoblatt 2: Ziele des Moduls
> Infoblatt 3: Regeln

Der Coach geht auf den Ablauf des Coachings ein (siehe ◘ Abb. 3.2). Bereits im Erstgespräch wurde der Ablauf behandelt, sollte aber hier nochmal wiederholt werden.

3.1 · Modul 1: Mein Thema finden

Abb. 3.2 Ablauf des Coachings (I1)

Der Coach zeigt die folgenden Ziele des ersten Moduls auf (I2):
- Teilnahmemotivation und Anlass für das Coaching klären
- Information über die Ziele, Grundlagen des Coachings und Ablauf
- Selbstreflexion zu den aktuellen Bedürfnissen und Klärung, ob der Anlass bestätigt, ergänzt oder durch ein anderes Motiv ersetzt werden muss.

Der Coach verweist auf das Tagebuch, das ab kommenden Montag für sieben Tage bis Sonntag ausgefüllt werden soll. Es nimmt täglich jeweils 2 min am Morgen und 3 min am Abend in Anspruch. Morgens geht es um den Schlaf in der vorherigen Nacht, abends um Erholungserfahrungen und wie die Coachees ihr Leben in Balance gestaltet haben. Das Tagebuch dient der Selbstreflexion zum Thema Leben in Balance. Zudem erinnert der Coach an den Onlinekurs „Leben in Balance" Modul 2.

Der Coach schlägt nun einige Regeln für das Coaching vor (I3):
- Jeder sorgt stets gut für sich.
- Wünsche, Kritik und Sorgen direkt äußern.
- „Ich" statt „man" sagen.
- Anklagebank vermeiden: „Jeder kann nur sich selbst verändern".
- Jeder unterstützt seinen Partner bei der individuellen Zielsetzung und -erreichung.
- Individuelle Ziele werden gegenseitig abgestimmt.
- Das gemeinsame Ziel ist die erfolgreiche Teilnahme am Coaching.

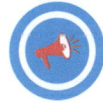

„Es ist wichtig, dass jeder stets gut für sich sorgt und Verantwortung für sich selbst übernimmt. Wünsche, Kritik und Sorgen sollen direkt geäußert werden. Jeder redet von sich selbst, „Ich" statt „man". Unser Coaching wird im sozialen Kontext der Lebens-Partnerschaft durchgeführt. Im Coaching geht es um die Entwicklung selbstkongruenter Ziele und deren Erreichung für ein verbessertes Leben in Balance. Im Coaching arbeiten Sie an den eigenen Zielen und Sie unterstützen den Partner bei der individuellen Zielerreichung. Es gilt die Regel „Jeder kann nur sich selbst verändern". Selbstverständlich sollten die Ziele gegenseitig abgestimmt werden. Der Partner darf nicht auf die „Anklagebank" gesetzt werden. Das Coaching soll die positive Kommunikation und die emotionale Verbundenheit stärken neben der Erfahrung von Wertschätzung, Empathie und sozialer Unterstützung im Coaching. Das Ziel einer Partnerschaft liegt weder in der Unabhängigkeit, noch in der Abhängigkeit, sondern in der Interdependenz, d. h. jeder ist in einigen Bereichen unabhängig, in anderen Bereichen aber vom Anderen abhängig.

Der Transfer in den Alltag soll durch das Paarcoaching gesichert werden. Sie sind Lebens-Partner. Sie sind sich alltägliche, gegenseitige, unbewusste Erinnerungshilfen. Zudem kann der Partner bewusst bei der Zielerreichung im Alltag unterstützen. Das gemeinsame Ziel ist die erfolgreiche Teilnahme am Coaching."

3.1.7.5 Entspannung

⇒ Ziel: Entspannung und introvertierter Zustand
⏱ Zeit: ca. 10 Min.
◇ Themen: Entspannungsübung, z. B. Atemmeditation
✎ Material:

Der Coach leitet nun eine Entspannungsübung an, mit dem Ziel einen möglichst entspannten, introvertierten Zustand bei den Coachees zu schaffen. Günstig ist z. B. eine Atemmeditation.

„Atemmeditation steigert die Konzentration und die Selbstwahrnehmung. Die Gegenwart wird im Hier und Jetzt erfahren und Grübeln vermieden. Setzen Sie sich in einer entspannten Position aufrecht hin. Schließen Sie die Augen. Richten Sie Ihre Aufmerksamkeit nun ganz auf den Atem. Atmen Sie ein und atmen Sie aus und nehmen Sie den Vorgang des Atmens bewusst wahr.

Spüren Sie Ihren Atem ohne ihn zu beeinflussen. Begleiten Sie den Atemfluss mit Ihrer Aufmerksamkeit. Das Kommen und Gehen des Atems. Spüren Sie, wie die Luft durch die Nase eintritt und wie sie durch die Nase wieder ausströmt, wie sich der Brustkorb beim Einatmen weitet und wie der Brustkorb sich beim Ausatmen entspannt, wie sich der Bauchraum beim Einatmen hebt, und wie sich der Bauchraum beim Ausatmen wieder senkt.

Folgen Sie dem Atemfluss und beobachten Sie ihn. Es ist normal, wenn sich Gedanken vordrängen. Nehmen Sie diese Gedanken wahr und konzentrieren sich einfach wieder auf Ihren Atem.

Beim nächsten Einatmen sagen Sie innerlich EIN, beim nächsten Ausatmen sagen Sie AUS. Nehmen Sie den Atemfluss wahr, ohne ihn zu beeinflussen.

Versuchen Sie nun einmal die Pause nach einem Atemzug wahrzunehmen. Atmen Sie ein und aus und nun achten Sie auf die Pause.

Nehmen Sie nun noch einmal den kompletten Atemvorgang wahr: beim Einatmen das Einströmen in die Nase und dann das Heben des Brust- und Bauchraums, beim Ausatmen das Ausströmen aus der Nase und das Senken des Brust- und Bauchraums und die Pause nach dem Ausatmen. Folgen Sie dem kompletten Atemvorgang noch drei Mal."

3.1.7.6 Mein Bild

⮞ Ziel:
Auswahl eines Bildes
Kennenlernen der somatischen Marker
⏲ Zeit: ca. 20 Min.
◈ Themen:
Bilderwahl unter Berücksichtigung der somatischen Marker
Input zu Bilderauswahl und zu somatischen Markern
✐ Material:
Ressourcenhaltige Bilder

Der Coach legt eine Auswahl an ressourcenhaltigen Bildern auf den Boden.

Die Coachees werden aufgefordert, in aller Ruhe zwischen den ausgelegten Bildern umherzuwandern, sie auf sich wirken zu lassen und zu beobachten, welches Bild sie positiv anspricht, ein „positives Bauchgefühl" auslöst und es dann an sich zu nehmen.

Der Coach geht nun in einem Impulsreferat auf die unbewussten Anteile in unserer Persönlichkeit ein, auf ihre Rolle bei der Bewertung der Umwelt und beim Treffen von Entscheidungen, auf Projektionsvorgänge und auf somatische Marker oder „positives Bauchgefühl" als diagnostisches Instrument (siehe Storch et al. 2017, S. 227 ff.).

„Es gibt bewusste und unbewusste Anteile in unserer Persönlichkeit. Gerade die unbewussten Anteile spielen eine große Rolle bei der Bewertung der Umwelt und beim Treffen von Entscheidungen. Diese können über Projektionsvorgänge in Erscheinung treten. Wir nutzen diese Projektionsvorgänge bei der Arbeit mit Bildern. Ziel ist es, den unbewussten Anteilen unserer Persönlichkeit auf die Spur zu kommen. Diese unbewussten Anteile sind für uns im Coaching von großer Bedeutung, da sie auf aktuelle, wichtige Bedürfnisse hinweisen. Bei der entspannten und „absichtslosen" Auswahl des Bildes, „das mich anspricht", haben diese unbewussten Themen Gelegenheit, in Form der unbewusst ausgelösten Projektion in Erscheinung zu treten, bewusst wahrgenommen und bearbeitet zu werden. Unbewusst verlaufende Bewertungen und Entscheidungen können anhand von somatischen Markern oder einem „guten Bauchgefühl" sogar beobachtet werden. Der Neurowissenschaftler António Damasio hat dieses Konzept entwickelt. Es besagt, dass jeder Mensch über ein emotionales Bewertungssystem verfügt, das unterhalb des Bewusstseins arbeitet. Dieses System äußert sich über sog. somatische Marker. Wir können auch von einem „positiven Bauchgefühl" sprechen. Dies sind objektiv messbare körperliche Signale, die vom Menschen als Körperempfindungen und/oder starkes Gefühl, auch als „positives Bauchgefühl" wahrgenommen werden können. Auf das „positive Bauchgefühl" können wir uns verlassen. Die Wahrnehmung von somatischen Markern bzw. des „positiven Bauchgefühls" erleichtert den Zugang zum Selbsterleben. Auch Außenstehende können diese somatischen Marker oder „positive Bauchgefühl" erkennen in der Körperhaltung, Gestik und Mimik, z. B. durch ein glückseliges Grinsen oder eine entspannte Körperhaltung."

3.1.7.7 Mein Thema in seiner ersten Fassung

⮕ Ziel:
Ideenkorb kennenlernen Ungeteilte Aufmerksamkeit des Partners genießen Aktuelles Lebensphasen-Thema finden und sprachlich festhalten
⏱ Zeit: ca. 40 Min. (Rollentausch nach 20 Minuten)
◇ Themen: Input zum Ideenkorb Partner und Coach assoziieren ressourcenorientiert für die erste Hauptperson (Beobachtungen, Farben, Ideen, Fantasien, Gefühle) Hauptperson schreibt mit und achtet auf somatische Marker Hauptperson wählt aus und ergänzt Assoziationen Thema in seiner ersten Fassung wird sprachlich gefasst und festgehalten
✎ Material: Arbeitsblatt M1 „Mein Ideenkorb" Arbeitsblatt M1 „Mein aktuelles Thema"

Der Coach geht nun auf die Arbeit mit dem Ideenkorb ein. Der Coach erläutert den Ideenkorb anhand des dazu gehörigen Arbeitsblattes im Ordner der Coachees (siehe ◘ Abb. 3.3).

Einer der beiden Coachees ist die erste Hauptperson. Der Partner und Coach sind die Hilfspersonen, die nun ausschließlich ressourcenorientiert ihre Assoziationen zu dem

3.1 · Modul 1: Mein Thema finden

Die Arbeit mit dem „Ideenkorb"

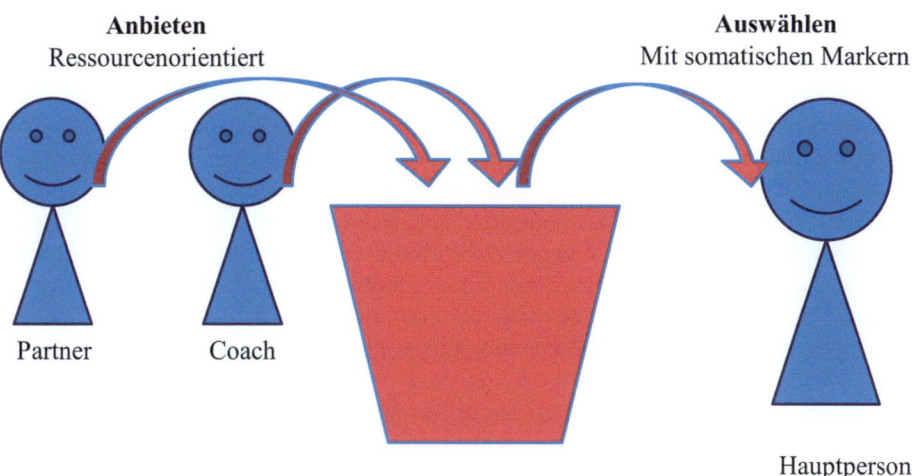

◘ Abb. 3.3   Die Arbeit mit dem Ideenkorb. (Nach Storch und Krause 2017, S. 228 ff.)

Bild der Hauptperson anbieten. Die Assoziationen sollen ressourcenorientiert, d. h. durchgängig positiv formuliert sein. Es kann alles genannt werden, alle Sinneskanäle können angesprochen werden, von Farben, Gerüchen, Gefühlen, Ideen, Fantasien, über Beobachtungen, vermutete Stärken und Themen im Bild. Es ist stets zu berücksichtigen, dass das Bild für die Hauptperson bedeutsam und wertvoll ist und eine Quelle von Ressourcen darstellt. Die Hauptperson schreibt auf ihrem Arbeitsblatt zur Verschriftlichung der Assoziationen (dem Ideenkorb) aus dem Coaching-Ordner mit und achtet dabei darauf, welche Assoziationen sie positiv im Sinne von somatischen Markern ansprechen. Diese wählt sie anschließend unter Berücksichtigung der somatischen Marker aus und ergänzt sie um eigene Assoziationen. Dann versucht die Hauptperson mit Unterstützung des Partners und des Coaches ein aktuelles Lebensphasen-Thema zu formulieren und schreibt dieses auf das Arbeitsblatt „Mein Thema in seiner ersten Fassung". Ein Rollentausch erfolgt nach 20 min.

3.1.7.8 Die Paarlandschaft im Coaching

➲ Ziel: Das Thema in den Körper bringen / Embodiment   Beide Themen in Bezug zueinander im Raum aufstellen
⏱ Zeit: ca. 20 Min.
◈ Das Thema mit Mimik, Gestik und Haltung im Raum darstellen   Einfühlen unter Berücksichtigung somatischer Marker   Themen abstimmen
✎ Material:

Der Coach bittet nun das Paar, dass jeder sein Thema nochmal laut ausspricht und das Thema nun mit Mimik und Gestik sowie einer Körperhaltung im Raum aufstellt. Das ist für die Coachees sicherlich nicht einfach! Daher gibt der Coach ein Beispiel vor. Nähe und Ferne erfolgen nach Themenähnlichkeit. Es gehen sowohl statische als auch dynamische Ausdrucksformen, bei denen die Klienten sich bewegen. Ziel ist auf kognitiver Ebene, das eigene Thema zum Thema des Partners in Bezug zu stellen. Welche Gemeinsamkeiten, welche Unterschiede gibt es? Wie ist die Vereinbarkeit der beiden Themen? Wie ähnlich sind sich die Themen? Durch die Aufstellung soll das Thema aber vor allem emotional und körperlich empfunden werden. Das „gute Bauchgefühl" oder der somatische Marker soll gespürt werden. Wenn beide Coachees ihren Platz und ihre körperliche Ausdrucksform gefunden haben, fordert der Coach sie auf, sich in die entstandene Themenlandschaft einzufühlen und ggf. noch Korrekturen vorzunehmen. Dann sollen sie zum Abschluss aus ihrer Stellung heraus ihre Befindlichkeit äußern.

3.1.7.9 Ausblick und Abschluss

➲ Ziel: Ausblick auf Tagebuch und Onlinekurs Rituale festlegen und starten
⏲ Zeit: ca. 20 Min.
◈ Themen: Tagebuch Onlinekurs Anfangs- und Abschlussritual festlegen und starten zum Abschluss
✎ Material: Tagebuch 2x im jeweiligen Ordner der Coachees Link zu Onlinekursen

Der Coach verweist auf das Tagebuch, das im Ordner der Coachees zu finden ist. Er bittet die Coachees, das Tagebuch ab dem kommenden Montag auszufüllen, zwei Minuten morgens zum Schlaf in der vorherigen Nacht und zwei Minuten abends zur Erholung am Tag. Das Tagebuch ist einfach gestaltet und dient der Selbstreflexion und Fokussierung auf das Thema Leben in Balance.

Zudem verweist der Coach auf den Onlinekurs, der vor dem nächsten Termin zu bearbeiten ist. Die URL hatte der Coach bereits an die Coachees per E-Mail nach dem Erstgespräch verschickt: ▶ https://futurelearnlab.de/projekt-e-regiowerk/. Im Erstgespräch hatte der Coach den Coachees gezeigt, wie sie sich für die Onlinekurse „Mein Leben in Balance gestalten" registrieren und später einloggen können. Eine Anleitung ist im Coachingordner enthalten.

Der Coach bittet darum, ihm die bearbeitete Übung aus dem Onlinekurs vor Modul 2 zukommen zu lassen.

Nun geht es um Anfangs- und Abschlussrituale. Der Coach bittet die Coachees sich ein wertschätzendes, positives Ritual zum Anfang und zum Abschluss einer jeden Sitzung zu überlegen (z. B. eine Umarmung zum Anfang und ein herzhaftes Lachen zum Abschluss oder ähnliches) und das Ritual nun zum Abschluss zu starten.

3.2 Modul 2: Pläne schmieden

3.2.1 Ziele des Moduls

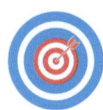

Ziel des zweiten Moduls ist es, das in Modul 1 grobumrissene Thema zu einem handlungsleitenden Ziel zu formulieren. Die Weiterentwicklung des Themas zu einem persönlich bedeutsamen Ziel wird zunächst für jeden der Coachees einzeln durchgeführt. Anschließend werden die Ziele auf der Paar-Ebene optimiert. Am Ende des Moduls sollen sich beide Coachees ein Haltungsziel gesetzt haben und dieses für sich und den Partner als positiv und erstrebenswert ansehen.

Zu den inhaltlichen Zielen des zweiten Moduls gehört, den Coachees zu vermitteln, wie Ziele handlungswirksam formuliert werden sollten. Des Weiteren wird über Reflexions- und Austauschübungen auf der individuellen und auf der Paar-Ebene die Perspektivübernahme und soziale Unterstützung gefördert.

Das Modul umfasst einen Onlinekurs und ein Präsenzcoaching. Der Onlinekurs dient der Wissensvermittlung und Vorbereitung der Präsenzsitzung.

Zusammenfassend werden für „Modul 2 – Pläne schmieden" folgende konkrete Ziele definiert:
1. Kriterien zur Zielformulierung
2. Haltungsziel entwickeln
3. Perspektive des Partners einnehmen
4. Unterstützung des Partners bei der Zielfindung erfahren

3.2.2 Der rote Faden

Der rote Faden bzw. die Prozessführung wird durch das erweiterte Rubikonmodell in seiner Ausgestaltung des ZRM (Storch et al. 2017) gesichert. Im Rubikon-Modell wird in dieser Phase mithilfe des Haltungsziels der Rubikon überschritten und Volition aufgebaut (Präaktionale Vorbereitung). Der Leitgedanke dieser

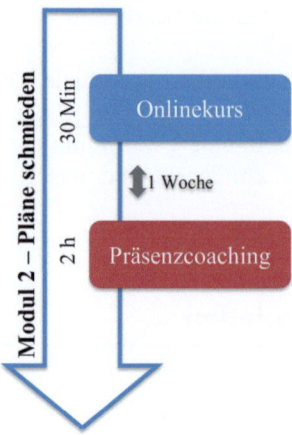

○ Abb. 3.4   Ablauf Modul 2

Sitzung ist „Der Weg ist das Ziel, wenn die Haltung stimmt", das bedeutet, dass die Coachees sich schon durch die Formulierung eines Haltungsziels auf den Weg zum Ziel machen und der Zielerreichung ein großes Stück näherkommen. Ein Überblick zum Ablauf von Modul 2 ist in ○ Abb. 3.4 zu sehen.

3.2.3 Ablauf Modul 2

Siehe ○ Abb. 3.4

3.2.4 Onlinekurs – Modul 2

Die Module 2, 3 und 4 werden durch Onlinekurse begleitet. Sie dienen der Wissensvermittlung, Reflexion und Vorbereitung der Coachingsitzungen. In den Onlinekursen werden folgende Themen behandelt:
1. **Pläne schmieden** – was sind eigentlich gute Ziele?
2. **Ressourcen aktivieren** – wo sind meine Ressourcen und Kraftquellen?
3. **Zielgerichtet handeln** – wie werden neue Verhaltensweisen zu Routinen?

Jeder Onlinekurs hat 5 Seiten und dauert circa 30 min. Die Coachees arbeiten mit Bildern, Fragebögen, Videos und interaktiven Übungen.

Zur Vorbereitung der Coachingsitzung sollen die Coachees eine Woche vor der nächsten Sitzung den entsprechenden Onlinekurs bearbeiten. Der Coach versendet eine Erinnerungsmail mit dem Link an die Coachees.

3.2 · Modul 2: Pläne schmieden

Tab. 3.1 Inhalte des Onlinekurses zu Modul 2

Lek.	Trainingseinheit	Ziele	Themen
1.	Was bisher geschah…	Aktivierung der letzten Coaching Sitzung	Freitextfelder zur digitalen Sicherung der Assoziationen zum Bild und zum Thema
2.	Wahrscheinlich geht es Ihnen manchmal auch so…	Probleme bei der Zielsetzung kennenlernen	Anhand des Beispielpaares wird verdeutlicht, warum es wichtig ist, sich gute, selbstkongruente Ziele zu setzen. Gleichzeitig werden Beispiele gegeben, mit welchen Zielen sich die Coachees auseinandersetzen könnten
3.	Gut zu wissen…	Wie sollten Ziele formuliert sein	White-Board-Video mit den drei Kernkriterien (Annäherungsziel, Kontrolle, positiver somatischer Marker/Bauchgefühl) Übergang zu Haltungszielen
4.	Etwas zum Ausprobieren…	„Lass es & Mach es Gedanken" identifizieren	Anhand des Beispielpaares werden die verschiedenen „Lass es & Mach es – Gedanken" exemplarisch vorgestellt. Anschließend sollen erste Überlegungen zu den eigenen Gedanken gemacht werden (Vorbereitungsaufgabe)
5.	Jetzt übernehmen Sie das Steuer…	Abschluss und Motivation zur nächsten Präsenzsitzung	Hausaufgabe (Selbstreflexion) Download der Vorbereitungsaufgabe

Folgende Inhalte werden in dem Onlinekurs **„Pläne schmieden"** behandelt (Tab. 3.1).

Das Video „Der Weg zum Ziel ist leichter, wenn die innere Haltung stimmt" finden Sie unter folgendem Link: ► https://youtu.be/TFzfFrqqVjM

3.2.5 Detaillierter Ablaufplan

Klient (K) Coach (C) Infoblatt (I) Arbeitsblatt (AB), Einzelarbeit (EA),

Nr.	Coachingeinheit	Ziele	Themen	Dauer in Min.	Form	Material
1	Begrüßung und Einstieg	Gespür für die aktuelle Lage bekommen	Anfangsritual Onlinekurs nachbesprechen Erfahrungen & Eindrücke aus dem Tagebuch erfragen Themen der Coachees wieder aktivieren	10	Gespräch	Ordner, Tagebücher
2	Ankommen – Imaginationsübung	Fokus auf Sitzung	Entspannungsübung oder Atemübung	5	EA	Zeitreisetext zum Vorlesen
3	Was ist ein Haltungsziel & Zielformulierung: Runde 1	Ausformulierung vorbereiten (Haltungsziele)	3 Kriterien der Zielformulierung wiederholen Bezug zum Thema herstellen	15	Input C Gespräch EA	I1: Ziele handlungswirksam formulieren AB „Mein Ziel klären"
4	Motive abwägen	Widersprüchliche Motive erkennen	Meine „Lass es und Mach es Gedanken" – Inneres Team	60 (2x30)	Übung	I2: „Mein inneres Team - Aufstellung"
5	Systemische Perspektive	Systemische Perspektive mit einbinden	Welche Auswirkungen hat das Vorhaben auf den Partner/ die Familie?	15	Gespräch	AB „Mein Ziel systemisch optimieren"
6	Zielformulierung: Runde 2	Haltungsziel formulieren und festhalten	Abschließende Formulierung	10	EA K & Gespräch	AB „Mein Ziel klären"
7	Ausblick und Abschluss	Positiven Abschluss Termine absichern	Erinnerung an den Onlinekurs	5	Gespräch	

3.2.6 CHECKLISTE Modul 2

Diese Materialien werden für das Modul benötigt. Bitte abhaken!

3.2 · Modul 2: Pläne schmieden

Zu erstellende Infoblätter bei Bedarf	
I1: Ziele handlungswirksam formulieren	☐
I2: Mein inneres Team – Aufstellung	☐
Arbeitsblätter/Infoblätter	
Arbeitsblatt M2 „Meine Lass es und Mach es Gedanken" (online bearbeitet)	☐
Arbeitsblatt M2 „Mein Ziel klären"	☐
Arbeitsblatt M2 „Mein Ziel systemisch optimieren"	☐
Sonstiges	
Aufstellungsmaterialien (Knete, Bauklötze, Tiere etc.)	☐
Stifte (Kugelschreiber, Bleistifte, Flipchart-Marker)	☐
Leere Karten	☐
Zeitreisetext zum Vorlesen	☐
Ordner, Tagebücher	☐

3.2.7 Praktische Durchführung des Präsenzcoachings

3.2.7.1 Begrüßung und Einstieg

Die zweite Coachingsitzung beginnt mit dem Anfangsritual des Paares. Der Coach erkundigt sich nach dem aktuellen Befinden. Wichtige Themen sind auch die Selbstreflexion im Tagebuch sowie der Onlinekurs.

➲ Ziel: Gespür für die aktuelle Lage und letzten Wochen bekommen
⏱ Zeit: ca. 10 Min.
◇ Themen: Nachbesprechung der Tagebuch-Reflexion / des Onlinekurses Thema aktivieren
✎ Material: Tagebuch Auswahl der Bilder aus Modul 1 Arbeitsblatt: „Ideenkorb"

Der Coach begrüßt die Klienten, beginnt mit etwas Small-Talk, indem er nach dem aktuellen Befinden der beiden Coachees fragt. Er sollte auch das Thema auf Gesundheitsverhalten und das Tagebuch lenken und nach positiven Erfahrungen in der Selbstreflexion fragen.

- **Anmerkungen zum Tagebuch und Onlinekurs**

▪▪ Tagebuch
Das Tagebuch lässt unmittelbar Verläufe im Erholungserleben über die Woche erkennen. Der Coach kann gezielt nachfragen, wenn an bestimmten Tagen ein Extremwert zu erkennen ist. Dies kann auch für den weiteren Coachingverlauf von Bedeutung sein, denn es gibt Hinweise, in welchen Situationen erholungsförderliches Verhalten gezeigt wird und in welchen nicht. Mit extrem positiven Werten oder extrem negative Werten sollte der Coach vorsichtig umgehen und hinterfragen, z. B. ob wirklich immer alles gelingt (und unter welchen Umständen) Hier kann der Partner auch als guter Realitätscheck dienen.

▪▪ Onlinekurs
Sind Probleme bei der Anmeldung zum Onlinekurs oder bei der Durchführung aufgetreten, dann sollte der Coach gemeinsam mit den Coachees die Seite ▶ https://futurelearnlab.de/projekt-e-regiowerk/ aufrufen.

Wurde der Onlinekurs nicht im Vorfeld durchgearbeitet, muss der Coach die dort vermittelten Informationen zur Zielformulierung aufarbeiten und erheblich mehr Zeit für die folgenden Punkte in der Sitzung einplanen; entweder durch einen kurzen Impuls-Vortrag oder durch gemeinsames durchklicken und erläutern anhand des Onlinekurses.

Um den Blick wieder ins Hier und Jetzt zu richten, fasst der Coach nochmal die letzte Sitzung zusammen. Hierzu bietet es sich an, dass die Coachees sich erneut ihr Bild anschauen und zusammen mit dem Coach das Thema benennen. Die erstellten Arbeitsmaterialien (z. B. Karten, Flip-Charts oder der Ideenkorb) aus der letzten Sitzung können ebenfalls herangezogen werden.

Der Coach achtet bei der Wiederholung des Themas und den dabei aufkommenden Assoziationen genau darauf, ob somatische Marker auftreten. Wenn sich durch die Selbstreflexion und die Zeit zwischen den Sitzungen etwas geändert hat, dann muss der Coach dieser Änderung im Bild oder im Thema unbedingt Platz einräumen. Die zweite Sitzung baut unmittelbar auf einem stimmigen Thema auf, sodass ein nicht passendes Thema den gesamten weiteren Prozess stören könnte.

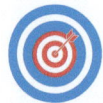

Nachdem die Coachees über ihre Bilder wieder ihre Themen aktualisiert haben, gibt der Coach einen Überblick über die heutige Sitzung. Folgende Ziele sind für die zweite Sitzung „Pläne schmieden" anzustreben:

3.2 · Modul 2: Pläne schmieden

Jeder entwickelt ein individuelles Haltungsziel
- Haltungsziel: Was ist das eigentlich?
- Was sagt mein Partner dazu?
- Wie können wir uns gegenseitig in unseren individuellen Haltungszielen unterstützen.

3.2.7.2 Imaginationsübung

➲ Ziel:	Fokussierung, Ruhe finden, Motivation
⏲ Zeit:	ca. 5 Min.
◈ Themen:	Imaginationsübung
✎ Material:	Anleitung: Imaginationsübung Zeitreise

Der Coach kann zur Fokussierung und zur Motivationsfindung eine Imaginationsübung mit den Coachees durchführen. Folgende Instruktion kann verwendet werden:
- „Setzen Sie sich in einer entspannten Position aufrecht hin. Schließen Sie die Augen. Richten Sie Ihre Aufmerksamkeit nun ganz auf den Atem. Atmen Sie ein und atmen Sie aus und nehmen Sie den Vorgang des Atmens bewusst wahr. (Pause)
- Stellen Sie sich vor, Sie steigen jetzt in ein Raumschiff, mit dem Sie durch die Zeit reisen können.
- Die Expedition geht los. Sie reisen in eine Zukunft, in der Sie Ihre Ziele für ein Leben in Balance zu 100 % erreicht haben – in der Sie gut und gesund für sich gesorgt haben (kurze Pause).
- Jetzt sind Sie in der Zukunft angekommen: Sie sehen sich selbst und sehen sofort, dass in der Zwischenzeit wohl ziemlich viel ziemlich gut gelaufen sein muss. (Pause)
- Schauen Sie sich an: Woran erkennen Sie, dass es Ihnen gut geht? (Pause)
- Wie ist es spürbar? (Pause)
- Was sagen andere, wichtige Personen? (Pause)
- Nehmen Sie sich jetzt ein wenig Zeit, sich mit Ihrem zukünftigen Ich zu unterhalten (kurze Pause).
- Nun ist es langsam wieder Zeit, das Raumschiff zu besteigen und zurück in die Gegenwart zu reisen.
- Bevor Sie jedoch einsteigen, hat Ihr zukünftiges Ich noch einen guten Ratschlag für Sie bereit. Welcher ist das? (Pause)
- Nun startet Ihr Zeitraumschiff – die Reise zurück in die Gegenwart geht los.
- Sie landen nun wieder sicher im Hier und Jetzt. Nehmen Sie sich so viel Zeit wie Sie brauchen. Atmen Sie noch einmal tief aus und öffnen Sie die Augen, sobald Sie soweit sind." (nach Eckert und Tarnowski 2017)

Der Coach kann danach kurz in den Austausch gehen, wie die Übung war und was passiert ist. Durch die Vorstellung eines sehr positiven Zustandes und dem inneren Visualisieren des eigenen Ichs, haben die Coachees Kontakt zu sich und Ihrem Wunschzustand aufgenommen. Anschließend können sie einen ersten Versuch in ihrer Zielformulierung unternehmen.

3.2.7.3 Was ist ein Haltungsziel & Zielformulierung: Runde 1

➲ Ziel: Erste Formulierung der Haltungsziele
⏲ Zeit: ca. 15 Min.
◈ Themen: 3 Kriterien der Zielformulierung wiederholen   Erläuterung von Haltungszielen wiederholen   Bezug zum Thema herstellen
✎ Material: I1: Ziele handlungswirksam formulieren   Arbeitsblatt: „Mein Ziel klären"

Das Ergebnis der zweiten Coachingsitzung soll ein Haltungsziel sein, mit dem der Rubikon überschritten wird. Dazu muss der Coach zunächst erläutern, was damit gemeint ist. Hier kann er gut auf das bereits erlangte Vorwissen der Coachees durch den Onlinekurs aufbauen. In dieser Sequenz sollten folgende Dinge vom Coach verständlich und kurz erklärt werden:

- **Wiederholung: 3 Kriterien handlungsleitender und motivierender Ziele**

Bei der Vermittlung der Kriterien für die Zielformulierung kann der Coach mit alltagsnahen Beispielen arbeiten. Als Anfangs- oder auch „Negativbeispiele" eignen sich Neujahrsvorsätze. Mit diesem Beispiel wird auch im Onlinekurs gearbeitet. Neujahrsvorsätze sind meistens auf die Vermeidung von unerwünschten Verhaltensweisen („weniger Süßes naschen") sowie auf gesellschaftliche Vorgaben und allgemein erwünschte Verhaltensweisen („mehr Sport") ausgerichtet. Damit sind die Coachees aber nicht bei sich und ihren Bedürfnissen. Da die Passung von Zielen zu den individuellen Bedürfnissen für deren Verfolgung wichtig ist, muss der Coach darauf achten, dass die Ziele folgende 3 Kriterien erfüllen. Er kann den Partner als Mitüberprüfer einsetzen.

1. Das Ziel sollte als **Annäherungsziel,** das bedeutet positiv, in Richtung des Soll-Zustandes formuliert sein („Ich bin gelassen" oder „Ich ernähre mich bewusster" versus „Ich möchte weniger Stress haben"). Nur so kann sich auch eine neuronale Repräsentation des gewünschten Zustandes festsetzen.
2. Die Erreichbarkeit des Ziels sollte ausschließlich unter der **eigenen Kontrolle** liegen, also nicht von anderen Menschen oder dem Glück abhängig sein

("Ich kommuniziere freundlich und offen mit Kunden" versus „Kunden sollen zufrieden mit dem Service sein"). Nur so kann der Coachee Selbstwirksamkeit und Kontrolle erleben und nimmt wahr, welche Stellschrauben er drehen kann und welche außerhalb seines Einflusses liegen.
3. Der Gedanke, die Vorstellung oder das Sprechen über das Ziel soll mit erkennbarem **positiven somatischen Marker** einhergehen. Das bedeutet, ein gutes Bauchgefühl beim Coachee auslösen, das für andere durch eine veränderte (z. B. aufrechtere) Körperhaltung, einem Lächeln oder erröteten Wangen wahrzunehmen ist. Dadurch ist sichergestellt, dass das Ziel einem ausformulierten tiefen Bedürfnis des Coachees entspricht.

Die drei Punkte (Annäherungsziel, unter eigener Kontrolle und positives Bauchgefühl) kann der Coach auf Moderationskarten schreiben und auf dem Tisch zur Veranschaulichung auslegen.

- **Haltung vs. Verhalten**

Neben dem Annäherungsziel, der Kontrollierbarkeit, sowie dem positiven somatischen Marker, können Ziele auch noch auf 2 weiteren Dimensionen unterschieden werden. Dem *Verhalten versus Haltung* und *situationsspezifisch versus situationsübergreifend (* Tab. 3.2).

Der Coach sollte klarstellen, dass es in dieser Phase des Coachings um Haltungsziele geht. Das konkrete Verhalten und die Planung der Umsetzung kommen erst zu einem späteren Zeitpunkt (Modul 4).

Der Vorteil von Haltungszielen zu diesem Zeitpunkt ist es, dass das Ziel generalisierter abgespeichert werden kann und es zunächst alle möglichen zielführenden Verhaltensweisen zulässt. Zudem werden den positiven somatischen Markern und den damit einhergehenden positiven Affekten mehr Raum gelassen, die dringend zur Überquerung des Rubikons benötigt werden (Kuhl 2001). Ein zu starkes Fokussieren auf konkretes Verhalten reguliert die Emotionen herab und die Motivation das Verhalten zu zeigen sinkt.

Der Coachee kann sich nach und nach an die neue innere Haltung gewöhnen und verinnerlicht es so nachhaltiger, als wenn die Änderung nur durch Umstellung **eines** Verhaltens stattfindet. Aus einem Haltungsziel lassen sich zu einem späteren Zeitpunkt mehrere mögliche Verhaltensweisen ableiten, die alle zielführend sind. So kann das Haltungsziel „Ich gehe leicht und fit durchs Leben!" durch verschiedenste konkrete Verhaltensweise erreicht werden. Zum Beispiel durch Sport, Entspannung, innere Gelassenheit und Achtsamkeit, Schlafhygiene oder Ernährungsumstellung.

Manchen kommen die Haltungsziele zu schwammig oder unverbindlich vor. Diese Befürchtungen von seiten der Coachees sollte der Coach aufnehmen und

Tab. 3.2 Haltungsziel versus Verhaltensziel

	Haltungsziel	Verhaltensziel
Situationsspezifisch	„Diesen Sonntag genieße ich meine Leichtigkeit"	„Diesen Sonntag gehe ich joggen"
Situationsübergreifend	„Ich gehe leicht und fit durchs Leben"	„Ich gehe immer 2x die Woche joggen"

zunächst betonen, dass die Planung des konkreten Verhaltens in schwierigen Situationen in Modul 4 und 5 stattfindet.

Des Weiteren können Analogien helfen, dieses Vorgehen besser zu begründen und anschaulich zu machen. So wird bei einem Hausbau auch erst einmal ein solides Fundament gelegt und die Statik sichergestellt, bevor die Wände gestrichen und Bilder angebracht werden. Werden die ersten Schritte übergangen, fällt das Haus schnell in sich zusammen – ähnlich wie die Motivation für die Verhaltensänderung, wenn die Haltung nicht stimmt oder nicht richtig ausgebildet worden ist.

- **Motive als Antreiber – Kurz-Input**

Dieser Input, sowie die Vorbereitungsaufgabe zu den „Lass es und Mach es"-Gedanken wurden bereits online von den Coachees durchgearbeitet. Daher kann der Coach den Fokus auf die Motivation und die damit verbundenen Motive der Coachees legen.

- **Zielformulierung – Runde 1**

Dieser Schritt ist der Hauptteil der Sequenz. Hier wird das individuelle Thema nun verbal als Haltungsziel ausformuliert.

Am Ende dieser Sequenz sollen die Coachees einen ersten Zielformulierungsversuch unternommen haben. Die Formulierung wird sichtbar gemacht und mithilfe der Kriterien überprüft. Der Coach sowie der Partner prüfen, ob das Ziel als Annäherung, unter der eigenen Kontrolle, mit positivem Bauchgefühl und als Haltung formuliert wurde.

Dieser Schritt ist wichtig für die folgende Sequenz. Nur wenn der Coachee eine Aussage zum Ziel „Ich fühle mich gut und leicht nach dem Sport" oder ein Haltungsziel „Ich möchte mit Leichtigkeit durchs Leben gehen" für sich gefunden hat, kann die Abwägung der Motive im nächsten Schritt erfolgen.

3.2.7.4 Motive abwägen – Mein Inneres Team

➲ Ziel:
Motive aufdecken
Sich widersprechende Bedürfnisse/Motive entschärfen
⏲ Zeit: ca. 60 Min.
◇ Themen:
Inneres Team
Partner dient als Reflexionshilfe
✎ Material:
Ausdruck Onlinekurs: „Meine Lass es und Mach es Gedanken"
I2: „Mein inneres Team – Aufstellung" (selbst aufmalen)
Aufstellungsmaterialien (Bauklötze, Knete, Tiere etc.)

3.2 · Modul 2: Pläne schmieden

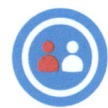

Ziel dieser Sequenz ist es, in sich hineinzuhorchen und Gedanken und Motive, die zu dem formulierten Haltungsziel aufkommen, einzuordnen und ggf. zu entkräften. Die Selbstreflexion ist der wesentliche Veränderungsmechanismus, der in der zweiten Sitzung angesprochen wird. Also das zielgerichtete und ergebnisorientierte Nachdenken über sich selbst. Der Coach beginnt mit einem der beiden Coachees und führt die gesamte Sequenz durch. Anschließend nach ca. 30 min wird gewechselt.

Diese Übung wurde bereits im Onlinekurs vorbereitet. Die Coachees haben sich bereits notiert, welche „Mach es und Lass es" Gedanken ihnen bei ihrem Vorhaben durch den Kopf gehen. Diese Kritiker und Befürworter soll der Coachee, der an der Reihe ist, nun zunächst präsentieren.

Die Übung ist stark an das „Innere Team" von Schulz von Thun (2019) angelehnt (siehe ◘ Abb. 3.5). Allerdings wird die Übung nicht in der Tiefe wie in der Ursprungsform durchgeführt. Sie soll dazu dienen, zu verstehen, dass es gute Gründe und Motive für und gegen eine Änderung in der Haltung und Verhalten gibt. Dadurch, dass den Gedanken Namen gegeben werden, lässt es sich einfacher damit weiterarbeiten und der Coach kann im gesamten Coachingprozess darauf zurückgreifen.

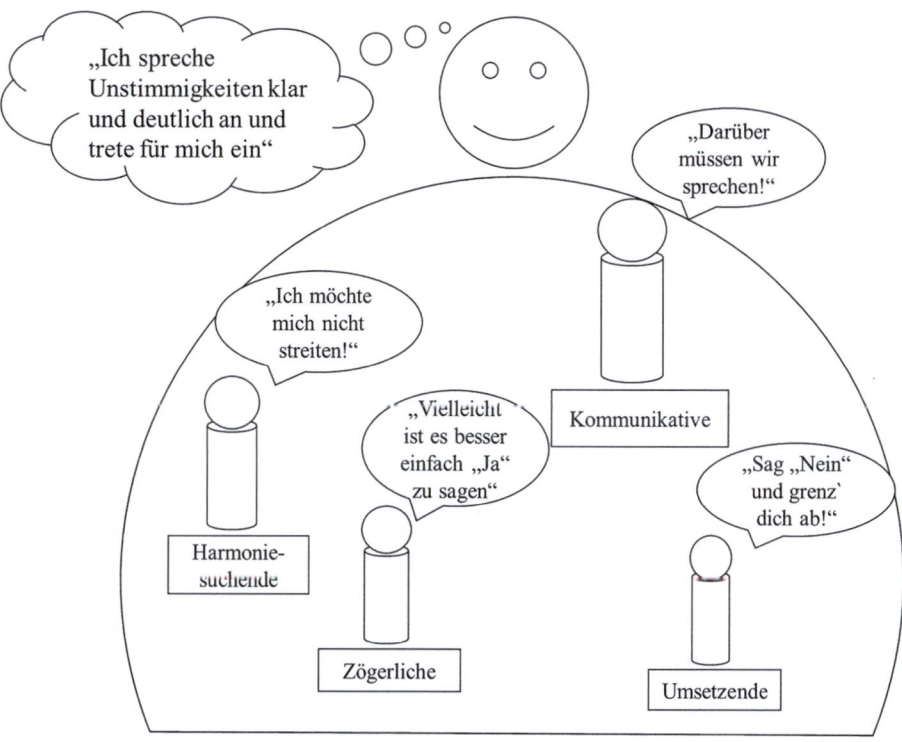

◘ Abb. 3.5 Das Innere Team. (Nach Schulz von Thun 2019)

Der Coach kann hier entscheiden, ob und welche Aufstellungsmethode er verwenden möchte. Wir empfehlen Bauklötze in verschiedenen Größen und Moderationskarten für die Benennung der Stimmen.

Für die Aufstellung des Inneren Teams sind insgesamt 60 min vorgesehen. Das bedeutet, dass ein Coachee beginnt und nach 30 min wird gewechselt. Die Rolle des passiven Teilnehmers ist es, als Ideengeber bei Bedarf einzuspringen. Er kann auch bei der Vorbereitung der Aufstellung helfen, indem er die Stimmen auf Karten schreibt.

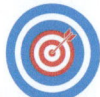

Die Aufgabe des Coaches ist es, die Stimmen noch deutlicher herauszuarbeiten, Lautstärke, Position und verbündete Stimmen zu identifizieren und entkräftende Argumente für die Widerständler zu finden. Ziel der Übung ist es:
– Die inneren Stimmen sichtbar zu machen und zu benennen.
– Stimmen, die gegen das Ziel sprechen, zunächst wertzuschätzen und zu wissen, mit wem Kompromisse eingegangen werden müssen.

- **Vorstellung der Methode**

➲ Ziel: Die Coachees informieren   Struktur geben
⏱ Zeit: ca. 3 Min.
◈ Themen: Vorstellung der Methode, Ziele und Durchführung
✎ Material:

An diesem Punkt stellt der Coach die Methode und deren Ziele vor. Es ist wichtig, dass der Coach klar aufzeigt, was die Methode bringen kann.

- **Hintergrund Methode**

Um etwas verändern zu können, muss der Mensch in sich stimmig sein. Doch oftmals ist er mit sich selbst nicht ein Herz und eine Seele. Zu jedem Thema trägt er viele verschiedene Ansichten in sich. Ein „zerstrittener Haufen" innerhalb des Menschen ist keine Seltenheit.

Mithilfe der Methode des Inneren Teams soll eine innere Stimmigkeit und Einklang mit sich selbst erlangt werden. So können schwierige Entscheidungen besser bewältigt und Konflikte besser gelöst werden.

3.2 · Modul 2: Pläne schmieden

Wie bereits erwähnt tragen wir zu jedem Thema unterschiedliche Gedanken und Gefühle in uns, die Konflikte hervorrufen können. Diese verschiedenen „Stimmen" oder Gedanken bilden unser Inneres Team. Abhängig von der eigenen Erfahrung und der vorliegenden Situation, melden sich manche Positionen lauter und dominanter, andere Gedanken leiser und zögerlicher zu Wort. So kann es sein, dass manche Gedanken auf den ersten Blick hinter den anderen „verschwinden". Dennoch ist es für die Methode sehr wichtig, dass jedem Gedanken die gleiche Aufmerksamkeit und Achtung entgegengebracht wird. Es geht folglich nicht darum, Gedanken zum Schweigen zu bringen, sondern zu erkennen, in welchen Situationen sie hilfreich sind und sie dafür wertzuschätzen und zu erkennen, in welchen Situationen sie überzeugt werden sollten, etwas stiller zu werden (Schulz von Thun 2019). Im Onlinekurs werden diese Gedanken zur Vereinfachung als „Lass es" und „Mach es" – Gedanken bzw. Kritiker und Befürworter bezeichnet.

- **Beispiel für eine Einführung**

„Wenn Sie daran denken, wie es ist, wenn Sie auf Ihrer Arbeit oder in der Familie einen Vorschlag machen, dann gibt es manche Teammitglieder, die sich wehren und noch überzeugt werden müssen. Und es gibt andere, die Ihren Vorschlag richtig gut finden und mitziehen. Ganz ähnlich ist es, wenn Sie sich in Gedanken etwas Neues vornehmen oder etwas umsetzen möchten. Wie bereits erwähnt tragen wir zu jedem Thema unterschiedliche Gedanken und Gefühle in uns, die Konflikte hervorrufen können. Diese verschiedenen „Stimmen" oder Gedanken bilden unser Inneres Team. Stellen Sie sich vor, dass Sie der Teamchef Ihrer vielen Stimmen sind. Wenn Sie sich nun Ihr Haltungsziel vorstellen, dann kann es sein, dass es Stimmen in Ihnen gibt, die erstmal in den Widerstand gehen und mächtig gegen dieses Vorhaben andiskutieren. Andere Stimmen sind leiser und unentschlossen und bestimmt haben Sie auch Stimmen, die Ihnen gut zureden und dem Chef applaudieren für diesen guten Vorschlag, etwas ändern zu wollen."

- **Herausfiltern der Gedanken**

➲ Ziel: Erarbeiten des individuellen Inneren Teams Herausfiltern der verschiedenen Stimmen Namen geben
⏲ Zeit: ca. 10 Min.
◈ Themen: Stimmen benennen Stimmen wertschätzen Beziehungen herstellen
✎ Material: Ausdruck Onlinekurs: „Meine Lass es und Mach es Gedanken"

Nun leitet der Coach die Anwendung des Inneren Teams mit ein paar Worten ein. Der Coachee referiert seine Vorüberlegungen aus dem Onlinekurs. Der Partner notiert die verschiedenen Gedanken auf Moderationskarten. Er dient auch als Ideengeber. Der Coach hinterfragt die Gedanken und präzisiert sie bei Bedarf.

Bei der Benennung der Teammitglieder und ihrer Stimmen ist es wichtig, dass der Coachee bei sich bleibt und wirklich verbal die Stimmen ausformuliert, was sie denken und was sie dem Teamchef sagen möchten. Hat ein Coachee beispielsweise den Wunsch, besser loslassen zu können und mit mehr Gelassenheit durchs Leben zu gehen, dann könnte eine Teamstimme bei ihm sein: „Ich möchte aber immer beste Ergebnisse abliefern". Dahinter verstecken sich vielleicht gleich mehrere Teammitglieder, d. h. der Coach muss an dieser Stelle nachfragen, warum er das möchte und welche Befürchtungen dahinterstehen. Zum einen könnte der „Perfektionist" sprechen, der sehr hohe Ansprüche an sich selbst stellt und Angst hat, wenn er nicht alles gibt, nicht kompetent zu sein oder keinen Erfolg verdient zu haben. Es kann aber auch der „Beliebte" aus dem Team sprechen, der es anderen (den Kunden oder Kollegen) immer recht machen will, dicht begleitet von dem „Ja-Sager", der beim Thema Loslassen fürchtet, dass er sich besser abgrenzen muss und andere enttäuscht oder verärgert sein könnten, wenn der Teamchef sich vielleicht nicht mehr so ausgiebig um sie kümmert.

- **Beispiel einer geeigneten Einleitung**

„Um einen Überblick über alle Standpunkte zu gewinnen und diese besser strukturieren zu können, ist es hilfreich, die verschiedenen Meinungen aufzuschreiben. Das haben Sie bereits im Onlinekurs getan. Ich möchte Sie nun bitten, dass Sie Ihr Haltungsziel oder Vorhaben formulieren und uns erzählen, welche „Lass es und Mach es"-Gedanken sich in Ihnen melden und Ihre Gedanken laut auszusprechen. Dann schauen wir gemeinsam, welches Teammitglied sich dahinter verbirgt und geben ihm einen Namen. Ihr Partner kann die Stimmen und Teammitglieder hier auf die Karten notieren und dann arbeiten wir gleich damit weiter."

- **Die Stimmen aufstellen**

➲ Ziel: Schaffen eines Überblicks über die Größe und Position der Stimmen
⏲ Zeit: ca. 10 Min.
◆ Themen: Stimmen aufstellen Größe und Position der Stimmen festlegen
✎ Material: Meta-Karten Aufstellungsmaterial (Bauklötze o. ä.) Flip-Chart Papier oder ähnliches

3.2 · Modul 2: Pläne schmieden

Nachdem alle Teammitglieder mit ihren Stimmen zusammengetragen wurden, sollen nun die Größe und die Position für die einzelnen Teammitglieder festgelegt werden.

Es können Bauklötze, Knete, Lego, Gummi-Tiere oder andere Spielfiguren zum Einsatz kommen. Hier ist klar der Vorteil, dass diese Materialien greifbar sind und im Raum platziert werden können. Es kann auch auf einem Flip-Chart ein Oberkörper aufgemalt werden und darauf die Teammitglieder platziert oder aufgemalt werden.

Je nachdem, wie laut oder leise die einzelnen Stimmen auftreten, soll die Größe im Inneren Team angepasst werden. Beim Aufstellen der verschiedenen Stimmen können sowohl „Verbündete" als auch „Gegenspieler" durch Nähe und Position zum Vorschein kommen.

- **Beispiel für die Anleitung anhand eines vorbereiteten Konflikts**

„Nach dem Sammeln der verschiedenen Standpunkte werden den einzelnen Positionen nun anschauliche Bezeichnungen zugeordnet. Zu dem Haltungsziel „Mit Gelassenheit durch den Alltag gehen" kann auch der Wunsch nach „Nein-Sagen" oder sich abgrenzen gehören. Um das erst einmal zu veranschaulichen, habe ich hier ein Beispiel für „Ich spreche Unstimmigkeiten klar und deutlich an und trete für mich ein" vorbereitet. Hier kann die Stimme „Ich möchte mich nicht streiten" den Namen der „Harmoniesuchenden" erhalten. Ein Verbündeter dieser Stimme könnte der „Zögerliche" sein mit der Einstellung „Vielleicht ist es besser, einfach „Ja" zu sagen". Weitere Verbündete im inneren Team sind der „Umsetzende", welcher sagt „Sag „Nein" und grenz' dich ab!" und der „Kommunikative", welcher meint „Darüber müssen wir sprechen!". Beide Seiten stehen sich nun als Gegenspieler gegenüber." (Abb. 3.5)

- **Kompromisse finden**

| ➲ Ziel: |
| Kompromisse finden; |
| Den eigenen Standpunkt besser nachvollziehen können |
| ⏱ Zeit: ca. 5 Min. |
| ◆ Themen: |
| Zwischen den Stimmen vermitteln |
| ✎ Material: |
| s. o. |

An dieser Stelle folgt die Vermittlung zwischen den verschiedenen Stimmen innerhalb des Inneren Teams. Auch hier in es die Aufgabe des Coaches, zu verstehen, was die Stimmen bewegt. Manche Stimmen sind jahrelange Begleiter dieser Person und können auch eine wichtige Schutzfunktion haben. Daher muss der Coach hier sehr behutsam vorgehen und auch die positiven Funktionen unterstreichen.

Es kann nun sein, dass manche Stimmen des Inneren Teams viel leiser zu Wort kommen als andere. In unserem Beispiel wäre das die Seite, die das Thema lieber nicht ansprechen möchte. Das sehen wir daran, dass deren Darstellung in unserem gezeichneten Oberkörper kleiner ausfällt, als die der lauteren Seite. Wie bereits erwähnt, ist es an diesem Punkt jedoch sehr wichtig, dennoch allen Stimmen die gleiche Aufmerksamkeit zu widmen. Im vorherigen Beispiel muss also nun der Konflikt gelöst werden, ob die Person ansprechen möchte, was sie stört oder eben nicht. Der Coach fragt nach Argumenten, die die Kritiker besänftigen können. Häufig stellt sich heraus, dass auch die Kritiker Argumente für den Vorschlag finden können.

Zu verstehen, was sie befürchten und welche Konsequenzen es haben kann, sich abzugrenzen, kann dem Coachee helfen, seine Position authentisch nach außen tragen und etwas zu verändern. Auf die Wirkungen und Nebenwirkungen von neuem Verhalten sollte der Coach eingehen.

Der Coach leitet den Teamchef durch Fragen und dieser soll dann zwischen den Stimmen vermitteln und erste Ansätze für Kompromisse zwischen ihnen finden. Der Coach kann auf Fragetechniken zum Entkatastrophisieren (welche Konsequenzen drohen und wie gefährlich sind diese) zurückgreifen oder den Blickpunkt wechseln, indem er den Coachee fragt, was er oder sie einem guten Freund in dieser Situation raten würde.

- Abschluss „Mein Inneres Team"

➲ Ziel:
Runden Abschluss finden
⏱ Zeit: ca. 2 Min.
◇ Themen:
Aufstellung auf sich wirken lassen
✎ Material:

Zum Abschluss bittet der Coach den „Teamchef" nochmal auf sein Inneres Team zu schauen und es auf sich wirken zu lassen. Gerne dürfen Gedanken laut ausgesprochen werden. Wenn er das Gefühl hat, dass es so stimmig ist, wird die Übung abgeschlossen und der Wechsel der Coachees erfolgt.

3.2.7.5 Systemische Perspektive

⮕ Ziel: Systemische Perspektive mit einbeziehen
ⓘ Zeit: ca. 15 Min.
◈ Themen: Welche Auswirkungen hat mein Ziel auf meinen Partner, Familie, Arbeit Beantwortung/Reflexion von systemischen Konsequenzen Unterstützung des Partners einholen
✎ Material: Arbeitsblatt: „Mein Ziel klären" Arbeitsblatt: „Mein Ziel systemisch optimieren"

Nach der sehr individuellen Betrachtung der Motive, gilt es nun die Auswirkungen von möglichen Zielen auf die Partnerschaft aufzudecken und Unterstützungsmöglichkeiten zu identifizieren. Bei der Abwägung der Motive wurden möglicherweise bereits positive und negative Faktoren für die Beziehung und Familie betrachtet, z. B. ein erhöhter Koordinationsaufwand durch Babysitter-Organisation.

Folgende Fragen können dem Coach helfen, den Coachee in die Reflexion über sich und sein Umfeld zu bringen:

An den Coachee:
- Wann, wo und wie möchten Sie Ihr Ziel erreichen – in der Arbeit, im Privatleben?
- Was passiert, wenn Sie Ihr Ziel erreicht haben, was wird sich ändern?
- Was wird der Gewinn sein und wie äußert er sich?
- Gibt es Dinge, die Sie zur Verfolgung des persönlichen Ziels loslassen müssen?

An den Partner:
- Wie wird sich Ihr Partner fühlen, wenn er das Ziel gut umsetzt?
- Was wird sich ändern, wenn ihr Partner das Ziel gut und erfolgreich umsetzt? (für Ihren Partner, die Familie, den Job)
- Was könnten Schwierigkeiten sein?
- Was löst das Haltungsziel Ihres Partners bei Ihnen aus?
- Welche Befürchtungen haben Sie?
- Was wird sich für Sie dadurch zum Positiven verändern?
- Was können Sie sich vornehmen, um Ihren Partner zu unterstützen?

Die Coachees haben in ihrem Ordner ein Arbeitsblatt, auf dem sie sich Notizen machen können.

3.2.7.6 Zielformulierung: Runde 2

➲ Ziel: Haltungsziel formulieren und festhalten
⏲ Zeit: ca. 10 Min.
◈ Themen: Abschließende Formulierung des Haltungsziels
✎ Material: Arbeitsblatt: „Mein Ziel klären"

Nachdem die Motive abgewogen wurden und der Partner für das Vorhaben durch die Fragen und Unterstützungsmöglichkeiten gewonnen wurde, soll nun jeder noch einmal sichtbar und auch hörbar sein Haltungsziel formulieren.

Dazu kann der Coachee sein Haltungsziel auf dem Arbeitsblatt oder auf Moderationskarten aufschreiben. Auch hier prüfen sowohl der Coach, als auch der Partner, ob die Kriterien (Annäherungsziel, Kontrolle, positiver somatischer Marker) bei der Formulierung des Haltungsziels erfüllt sind.

3.2.7.7 Ausblick und Abschluss

➲ Ziel: Termine absichern
⏲ Zeit: ca. 5 Min.
◈ Themen: Erinnerung an den Onlinekurs Zugang/Technik für Telecoaching abklären
✎ Material:

Am Ende der Sitzung fasst der Coach noch einmal in knappen Sätzen zusammen, was heute erreicht wurde:
— Haltungsziel entwickelt unter Berücksichtigung wichtiger Motive
— Konsequenzen für sich, den Partner, die Familie und Arbeit betrachtet

Den Abschluss gestaltet der Coach, indem er an die kommenden Aufgaben und Termine erinnert und stellt sicher, dass ein videogestütztes Telecoaching möglich ist.

Onlinekurs

Der Coach erinnert an den Onlinekurs. Der Zugang und Link ändert sich nicht für die Coachees. Die Coachees sollen für das Modul 3 die zweite Lektion „Ressourcen aktivieren" im Kurs „Leben im Balance" bearbeiten.

Telecoaching

Coach und Coachee stellen sicher, dass die technischen Voraussetzungen für ein Telecoaching vorhanden sind (siehe ▶ Abschn. 1.6). Wir empfehlen einen Vorabtermin zur Überprüfung der Internetverbindung und Qualität der Übertragung.

Der Coach wirkt bestärkend und lobt den Fortschritt. Zudem ermutigt er die Coachees, in dem Prozess der Selbstreflexion zu bleiben und genau darauf zu achten, in welchen Situationen sie an ihr Bild denken, sie sich ihr Haltungsziel vergegenwärtigen, und wo sie auf Schwierigkeiten treffen. Das Abschlussritual der Coachees beendet die Sitzung.

3.3 Modul 3: Ressourcen aktivieren

3.3.1 Ziele des Moduls

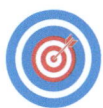

Im dritten Modul geht es um die neuronale Plastizität, also die Fähigkeit des Gehirns, sich zum Beispiel durch gezieltes Training zu verändern, und um den Aufbau der Ressourcenlandschaft, die die Zielerreichung sichert. Es geht um eine kognitive, emotionale und körperliche Aktivierung der neuronalen Verknüpfungen. Dazu gehört erstens ein bewusstes sich in-Erinnerung-Rufen des Ziels und der mit ihm verknüpften Kontextelemente. Das handlungswirksam formulierte Ziel mit dem Bild dient als zentrale Ressource. Weitere Erinnerungshilfen werden erarbeitet. Das sind Kontextmerkmale, wie Gerüche, Musik, Farben, Wohnungs- und Büroeinrichtung, Kleidung, Schmuckstücke, Bildschirmhintergrund, Schlüsselanhänger. Erinnerungshilfen müssen in jedem Fall mit dem Ziel in Verbindung stehen. In der Verhaltenstherapie spricht man von Selbstkonditionierung, bei der die Erinnerungshilfen den auslösenden Reiz darstellen. Weiterhin geht es in Modul 3 um Embodiment, d. h. Verkörperlichung. Es werden eine spezifische Körperhaltung, Bewegung und eine körperliche innere Verfassung, die mit dem Ziel korrespondiert, erarbeitet. Dies garantiert die Multikodierung, also die vielseitige Verinnerlichung des Ziels. Dazu wird die Bedeutung des mentalen Trainings erläutert und angewendet. Mithilfe einer Fantasiereise sollen die Coachees sich selbst bei der Ausführung des erwünschten zielrealisierenden Handelns imaginieren. Die Fantasiereise dient dazu, die Zielauslöser zu erkennen und den körperlichen Zustand und Bewegung sowie die innere körperliche Verfassung zu erspüren. Das Ziel im Körper wird herausgearbeitet. Es wird abschließend real dargestellt und erspürt. Die Ressourcenlandschaft wird vervollständigt.

Zusammenfassend werden für das Modul 3 **folgende konkrete Ziele** definiert:
1. Verständnis von Ressourcen, Zielen und der Fähigkeit des Gehirns, sich zu verändern, sowie die vielseitige Verinnerlichung von Zielen.
2. Das handlungswirksam formulierte Haltungsziel und Bild werden als wichtige zielrealisierende Ressourcen erkannt.
3. Wechselwirkung von Körper und Psyche wird verstanden.
4. Erinnerungshilfen/Zielauslöser zur Selbstkonditionierung werden bewusst gefestigt.
5. Die zielsichernden Ressourcen werden geprüft.
6. Das Ziel wird in den Körper gebracht.

3.3.2 Der rote Faden

Der rote Faden bzw. die Prozessführung wird durch das erweiterte Rubikonmodell in seiner Ausgestaltung des ZRM (Storch et al. 2017) gesichert.

In Modul 1 wurden zunächst die Teilnahmemotivation zum Coaching geklärt, eine Einführung zum Thema Leben in Balance gegeben und die Coachingkonzeption erklärt. Anschließend wurde ein aktuelles Lebensphasen-Thema erarbeitet. Es ging darum, zu klären, ob der Coachinganlass bestätigt werden kann, ergänzt oder sogar ersetzt werden muss.

In Modul 2 wurde das handlungswirksame Haltungsziel entwickelt und systemisch optimiert. Ziel des zweiten Moduls war es, das in Modul 1 grobumrissene Lebensphasen-Thema zu einem handlungsleitenden Ziel zu formulieren. Im Onlinekurs wurden Kriterien handlungsleitender und motivierender Zielformulierung aufgezeigt. Die Weiterentwicklung des Themas zu einem persönlich bedeutsamen Haltungsziel wurde zunächst für jeden der Coachees einzeln durchgeführt. Anschließend wurden die Ziele auf der Paar-Ebene optimiert. Am Ende der Sitzung sollten sich beide Coachees ein Haltungsziel gesetzt haben und dieses für sich und den Partner als positiv und erstrebenswert ansehen.

In Modul 3 geht es um die neuronale Plastizität bzw. die Fähigkeit des Gehirns, sich zu verändern und die vielseitige Verinnerlichung, die sog. Multikodierung sowie Embodiment durch Körperarbeit. Im Onlinekurs werden die Teilnehmer in einem Video über die neuronale Plastizität und Ressourcen informiert. Sie werden aufgefordert, Ressourcen zu reflektieren und Zielauslöser bzw. Erinnerungshilfen bewusst zu erarbeiten, die mit dem eigenen Ziel in Verbindung stehen und sich mit dem Partner darüber auszutauschen. Im Anschluss an den Onlinekurs erfolgt das Telecoaching, webbasiert mit Videounterstützung. Die Inhalte des Onlinekurses werden wiederholt. Embodiment bzw. die Wechselwirkung von Körper und Psyche wird herausgearbeitet. Die Coachees führen ein Experiment zur konkreten Erfahrung der Wirkung von Psyche auf den Körper durch. Im Anschluss erfolgen eine Entspannungsübung und eine Fantasiereise zur mentalen Bahnung des handlungswirksamen Ziels und zum Einbezug des Körpers. Die Eindrücke werden

3.3 · Modul 3: Ressourcen aktivieren

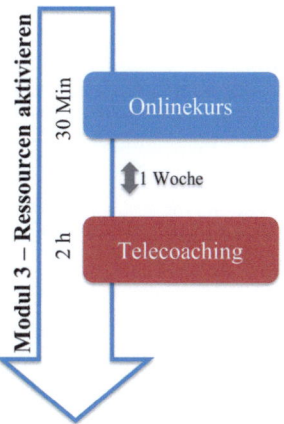

Abb. 3.6 Ablauf Modul 3

mit dem Ziel festgehalten, die Erinnerungshilfen bzw. Zielauslöser zu ergänzen. Anschließend wird das Ziel in den Körper gebracht. Die zum Ziel gehörende Körperhaltung, Bewegung und inneren Prozesse werden bewusst wahrgenommen. Die persönliche Ressourcenlandschaft wird aktualisiert. In **Abb. 3.6 ist der Ablauf von Modul 3 dargestellt.

3.3.3 Ablauf Modul 3

Siehe **Abb. 3.6

3.3.4 Onlinekurs – Modul 3

Im Onlinekurs zu Modul 3 werden zunächst einige Fragen zum Coachingprozess gestellt. Anhand eines Beispielpaares wird anschließend verdeutlicht, wie wichtig Ressourcen für die Zielerreichung sind. Es folgt ein Erklärvideo zu Ressourcen und der Fähigkeit des Gehirns, sich zu verändern (neuronale Plastizität). Anschließend werden die Coachees aufgefordert, über ihre Ressourcen, die in Verbindung mit dem Ziel stehen, zu reflektieren. Die Coachees überlegen sich Erinnerungshilfen die sie zur Erinnerung an ihr Ziel mit sich tragen (mobile Zielauslöser, wie z. B. Schmuckstücke, Schlüsselanhänger oder Smartphone-Hintergrundbild) oder die sie in der Wohnung/Haus und bei der Erwerbstätigkeit aufstellen oder aufhängen (stationäre Erinnerungshilfen, wie z. B. Farben, Gerüche, Bilder). Sie können die Zielauslöser bewusst einsetzen und/oder sie unbewusst wirken lassen.

◘ Tab. 3.3 Inhalte des Onlinekurses zu Modul 3

Lek.	Trainingseinheit	Ziele	Themen
1.	Was bisher geschah…	Aktivierung des Themas und des Haltungsziels	Freitextfelder – Assoziationen zum Bild – Haltungsziel
2.	Wahrscheinlich geht es Ihnen manchmal auch so…	Bedeutung von Ressourcen im Kontext von Zielsetzung	Anhand des Beispielpaares wird verdeutlicht, wie wichtig die Suche nach Ressourcen für die Zielerreichung ist
3.	Gut zu wissen…	Was sind Ressourcen und wie können sie uns helfen	White-Board-Video zu Ressourcen und neuronaler Plastizität bzw. der Fähigkeit des Gehirns, sich zu verändern: Vom Trampelpfad zur Autobahn. Erinnerungshilfen und Ressourcen des Beispielpaares
4.	Etwas zum Ausprobieren…	Ressourcen-Landschaft anlegen	Erinnerungshilfen überlegen und zwei Freitextfelder damit befüllen (5 mobile und 5 stationäre) → Download für Ordner
5.	Jetzt übernehmen Sie das Steuer…	Abschluss und Motivation zur nächsten Sitzung	Hausaufgabe Erinnerungshilfe finden Download der Vorbereitungsaufgabe (für den Ordner)

Als Hausaufgabe sprechen sie mit dem Partner über die mit dem Ziel verbundenen Ressourcen und über ihre Erinnerungshilfen (◘ Tab. 3.3).

Das Video „Vom Trampelpfad zur Autobahn" finden Sie unter folgendem Link:
► https://youtu.be/39XfhrG3m2Q

3.3.5 Detaillierter Ablaufplan

Klient (K) Coach (C) Einzelarbeit (EA) Arbeitsblatt (AB)

Nr.	Coachingeinheit	Ziele	Themen	Dauer in Min.	Form	Material
1.	Einstieg	Haltungsziel und zielsichernde Ressourcen vergegenwärtigen	Anfangsritual Bild und Haltungsziel vergegenwärtigen Nachbesprechung des Onlinekurses Information über Ablauf der heutigen Sitzung	30	K und C	AB „Erinnerungshilfen" aus dem Onlinekurs
2.	Meine Ressourcenlandschaft 1	Zielsichernde Ressourcen bewusst festhalten	Zielsichernde Ressourcen Bewusster Einsatz und unbewusstes Lernen	20	K und C	AB „Meine Ressourcenlandschaft"
3.	Vielseitige Verinnerlichung	Vielseitige Verinnerlichung verstehen und anwenden	Konkrete Erfahrung von Wirkung Psyche auf Körper Fantasiereise	30	K und C	
4.	Mein Ziel in den Körper bringen	Verkörperlichung	Position und Haltung Bewegung und innere Prozesse	20	K und C	
5.	Meine Ressourcenlandschaft 2	Ressourcenlandschaft aktualisieren	Ressourcenlandschaft	10	EA	AB „Meine Ressourcenlandschaft"
6.	Ausblick und Abschluss	Abschluss	Erinnerung an den Onlinekurs	10	K und C	

3.3.6 CHECKLISTE Modul 3

Diese Materialien können für das Modul eingesetzt werden. Bitte abhaken!

Arbeitsblätter im Ordner der Coachees	
Arbeitsblatt M3 „Erinnerungshilfen" (online bearbeitet)	☐
Arbeitsblatt M3 „Meine Ressourcenlandschaft"	☐

3.3.7 Praktische Durchführung des Telecoachings (webbasiert mit Videounterstützung)

3.3.7.1 Einstieg

⮑ Ziel: Haltungsziel und zielsichernde Ressourcen vergegenwärtigen
ⓘ Zeit: ca. 30 Min.
◈ Themen: Anfangsritual Bild und Haltungsziel vergegenwärtigen und als Ressource verstehen Nachbesprechung des Onlinekurses Partnerschaftliche Reflexion der zielsichernden Ressourcen nach dem Onlinekurs besprechen Information über Ablauf der heutigen Sitzung
✎ Material: Arbeitsblatt „Erinnerungshilfen" aus dem Onlinekurs

Die dritte Coachingsitzung ist zum ersten Mal ein Telecoaching. Die Kameras müssen zunächst gut ausgerichtet werden. Die Sitzung beginnt wieder mit Small-Talk und dem Anfangsritual des Paares. Der Coach erkundigt sich nach dem aktuellen Befinden, ob zwischenzeitlich schon Veränderungen aufgrund des erarbeiteten Haltungsziels bemerkt wurden. Der Coach bekommt ein Gespür für das, was in der Zwischenzeit passiert ist.

Oftmals finden nämlich „wie von selbst" bereits nach dem ersten und zweiten Modul Verhaltensänderungen statt. Diese wichtigen ersten Erfolgserlebnisse sollen berichtet werden.

Der Coach bittet die Coachees bei der Wiederholung ihrer Haltungsziele genau darauf zu achten, ob das positive Bauchgefühl weiterhin auftritt. Auch der Coach beobachtet die Coachees bei der Wiederholung der Haltungsziele, ob die somatischen Marker erkennbar sind. Das ist beim Telecoaching sicherlich schwieriger zu erkennen als in einem Präsenzcoaching, aber es ist durch die Videounterstützung möglich. Es kann sein, dass sich das Haltungsziel nochmal etwas verändert hat oder noch leicht zu verändern ist. Das Haltungsziel muss weiterhin klar und eindeutig sein. Eventuell wiederholt der Coach die Kennzeichen eines Haltungsziels.

Auch wenn der Onlinekurs durchgeführt wurde, sollten die Inhalte kurz wiederholt werden. Haben die Klienten eine Vorstellung von Ressourcen, der Fähigkeit des Gehirns sich zu verändern (neuronaler Plastizität) und die vielseitige Verinnerlichung (Multikodierung)?

3.3 · Modul 3: Ressourcen aktivieren

Die Erinnerungshilfen (AB: Erinnerungshilfen) aus dem Onlinekurs und die anschließende partnerschaftliche Reflexion werden von den Coachees vorgestellt.

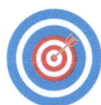

Der Coach gibt nun einen Überblick über die heutige Sitzung. Folgende Ziele sind für die dritte Sitzung anzustreben:
– Erinnerungshilfen – bewusster Einsatz und/oder unbewusstes Lernen?
– Das Ziel in den Körper bringen

3.3.7.2 Meine Ressourcenlandschaft 1

➲ Ziel:
Ressourcen, die in Verbindung mit dem Haltungsziel stehen, bewusst festhalten
⏲ Zeit: ca. 20 Min.
◇ Themen:
Ressourcen, die in Verbindung mit dem Haltungsziel stehen, besprechen und festhalten
Bewusster Einsatz und unbewusstes Lernen
✎ Material:
Arbeitsblatt „Meine Ressourcenlandschaft"

Es geht nun darum, die im Onlinekurs und in der partnerschaftlichen Reflexion erarbeiteten Erinnerungshilfen bzw. Ressourcen nochmal zu benennen und die eigene Ressourcenlandschaft zu erstellen. Dazu dient das Arbeitsblatt „Meine Ressourcenlandschaft", das bei Bedarf zum Einsatz kommen kann. Anschließend sollen sich die Coachees ihre zielsichernden Ressourcen vorstellen und gemeinsam mit dem Partner und Coach besprechen, welche sie davon bewusst als Zielauslöser einsetzen können, welche unbewusst wirken können und welche auf beide Art und Weisen wirken.

3.3.7.3 Vielseitige Verinnerlichung

➲ Ziel: Vielseitige Verinnerlichung verstehen und anwenden
⏲ Zeit: ca. 30 Min.
◈ Themen: Konkrete Erfahrung der Wirkung von Psyche auf Körper   Fantasiereise
✎ Material:

Der Coach wiederholt nun die vielseitige Verinnerlichung von Zielen (Multikodierung) und betont die Wechselwirkung von Körper und Geist bzw. Psyche. Er führt die Coachees durch das „Armdrehexperiment" für das konkrete Erleben der Wirkung von psychischen Vorgängen auf den Körper. Wenn Zeit ist, kann der Coach auch auf Experimente eingehen, die die Wirkung von Körper bzw. motorischer Prozesse auf die Psyche deutlich machen (Storch et al. 2017, S. 263 ff.).

„Ziele sind als neu generierte, neuronale Netze vorstellbar, die vielseitig verinnerlicht sein sollten. Das Ziel sollte nicht nur gedanklich und gefühlsmäßig, sondern auch körperlich verinnerlicht werden. Je besser das Ziel (neuronales Netz) vielseitig verinnerlicht ist, desto besser ist die Behaltensleistung und desto besser ist es aktivierbar. Die Wechselwirkung von Psyche und Körper ist dabei zu berücksichtigen. Sie können sich z. B. nicht mit eingefallener Körperhaltung stolz fühlen. Wenn Sie emotional erschöpft sind, werden Sie langsamer gehen, als wenn Sie voller Energie und Tatendrang sind. Wir wollen in dieser Sitzung die Zielerreichung körperlich verinnerlichen."

„Der mentale Ressourcenaufbau auf diesem Wege beginnt mit einem kleinen Bewegungs-Experiment. Dafür bitte ich Sie aufzustehen und sich so aufzustellen, dass Sie sich bei ausgestreckten Armen drehen können. Der Stand ist sicher und schulterbreit, der Oberkörper in normaler Haltung, die Arme fallen locker herab. Jeder von Ihnen achtet darauf, den Platz während des Experiments nicht zu verlassen.

Nun erfolgt der erste Übungsteil. Bitte heben Sie beide Arme seitlich gestreckt bis in Schulterhöhe an und drehen den Oberkörper in eine Richtung, so weit wie es Ihnen mit größter Anstrengung überhaupt möglich ist. Den Punkt, auf den Ihre Hand am äußersten Anschlag zeigt, sollten Sie sich genau merken. Nun drehen Sie bei gleichbleibender Fußstellung wieder in Ihre Ausgangshaltung zurück.

3.3 · Modul 3: Ressourcen aktivieren

Jetzt bitte ich Sie in einem zweiten Übungsteil den soeben real vollzogenen Bewegungsablauf Schritt für Schritt in Ihrer Fantasie durchzugehen. Mit einem Unterschied: Sobald Sie bei Ihrer Drehung bei Ihrem Anschlagspunkt angelangt sind, drehen Sie ganz locker und leicht ein deutliches Stück über Ihre bisherige Marke weiter. Dann stellen Sie sich bitte vor, wieder in Ihre Ausgangsstellung zurückzudrehen. Das machen Sie nun noch einmal in Ihrer Fantasie mit dem Unterschied, nicht mehr nur über Ihren ersten Anschlagspunkt, sondern auch noch über Ihren zweiten Anschlagspunkt hinauszudrehen, ganz locker und leicht.

Nun kommt der dritte Übungsteil, der wieder real vollzogen wird. Bitte drehen Sie nun real wieder Ihren Oberkörper in dieselbe Richtung und schauen Sie, wohin Ihre Hand am äußersten Anschlag zeigt.

Das Experiment zeigt deutlich, dass Ihr Körper zu wesentlich mehr Leistungen imstande ist, wenn er zuvor durch mentale Bahnung vorbereitet wird. Das wollen wir im Folgenden auch mit Ihrem Haltungsziel machen."

Der Coach leitet nun eine Entspannungsübung an, mit dem Ziel einen möglichst entspannten, introvertierten Zustand bei den Coachees zu schaffen. Günstig ist z. B. eine Atemmeditation wie in Modul 1. Anschließend leitet er die Fantasiereise zur Zielverwirklichung ein.

- „Atemmeditation steigert die Konzentration und die Selbstwahrnehmung. Das haben Sie bereits in den vorigen Modulen erfahren. Setzen Sie sich in einer entspannten Position aufrecht hin. Schließen Sie die Augen. Richten Sie Ihre Aufmerksamkeit nun ganz auf den Atem. Atmen Sie ein und atmen Sie aus und nehmen Sie den Vorgang des Atmens bewusst wahr. (Pause)
- Spüren Sie Ihr Atmen, ohne es zu beeinflussen. (Pause)
- Begleiten Sie den Atemfluss mit Ihrer Aufmerksamkeit. (Pause)
- Das Kommen und Gehen des Atems. (Pause)
- Spüren Sie, wie die Luft durch die Nase eintritt und wie sie durch die Nase wieder ausströmt, wie sich der Brustkorb beim Einatmen weitet und wie der Brustkorb sich beim Ausatmen entspannt, wie sich der Bauchraum beim Einatmen hebt, und wie der Bauchraum sich beim Ausatmen wieder senkt. (Pause)
- Folgen Sie dem Atemfluss und beobachten Sie ihn. Es ist normal, wenn sich Gedanken vordrängen. Nehmen Sie diese Gedanken wahr und konzentrieren sich einfach wieder auf Ihren Atem. (Pause)
- Beim nächsten Einatmen sagen Sie innerlich EIN, beim nächsten Ausatmen sagen Sie AUS. Nehmen Sie den Atemfluss wahr, ohne ihn zu beeinflussen. (Pause)
- Versuchen Sie nun einmal die Pause nach einem Atemzug wahrzunehmen. Atmen Sie ein und aus und nun achten Sie auf die Pause. (Pause)
- Nehmen Sie nun noch einmal den kompletten Atemvorgang wahr: beim Einatmen das Einströmen in die Nase und dann das Heben des Brust- und Bauchraums, beim Ausatmen das Ausströmen aus der Nase und das Senken des Brust- und Bauchraums und die Pause nach dem Ausatmen. (Pause)
- Bitte stellen Sie sich nun vor, Sie sind auf dem Weg zur Realisierung Ihres Haltungsziels und wandern durch Ihre Ressourcenlandschaft. (Pause)

- Sie sehen Ihr Bild, Ihre mobilen und stationären Erinnerungshilfen. Sie sehen Ihren Partner, der Sie beständig unbewusst durch seine Präsenz und bewusst an das Haltungsziel erinnert. (Pause)
- Bitte stellen Sie sich vor, durch welche Landschaft sie wandern auf dem Weg zur Zielerreichung, welche Jahreszeit Sie erleben, (Pause)
- welche Umgebung Sie sehen, (Pause)
- welche Gerüche und Geräusche Sie wahrnehmen. (Pause)
- Wie sieht Ihre körperliche Haltung aus, die mit der Zielerreichung einhergeht? (Pause)
- Welche sichtbaren Bewegungen gehen mit Ihrer Wanderung zu Ihrem Haltungsziel einher? (Pause)
- Wie ist Ihre Mimik, Ihre Stimme, wenn Sie sich die Realisierung Ihres Haltungsziels vorstellen. (Pause)
- Welche Kleider haben Sie an? (Pause)
- Welche Personen sehen Sie? (Pause)
- Nehmen Sie Ihre Atmung wahr? Ihr Temperaturempfinden? (Pause)
- Kommen Sie nun langsam wieder zurück in das Hier und Jetzt. Nehmen Sie nun noch einmal Ihren Atemvorgang wahr: beim Einatmen das Einströmen in die Nase und dann das Heben des Brust- und Bauchraums, beim Ausatmen das Ausströmen aus der Nase und das Senken des Brust- und Bauchraums und die Pause nach dem Ausatmen. (Pause)
- Folgen Sie dem kompletten Atemvorgang noch drei Mal."

3.3.7.4 Mein Ziel in den Körper bringen

⊃ Ziel: Verkörperlichung
⏲ Zeit: ca. 20 Min.
◇ Themen: Position und Körperhaltung   Bewegung und innere Prozesse
✎ Material:

Im Folgenden geht es nicht nur darum, den Körper im Raum, d. h. die Position im Raum und zum Partner, sondern vor allem die Körperhaltung, Bewegung und den inneren Körperzustand und -prozesse bei Vergegenwärtigung des Haltungsziels zu realisieren und zu erspüren. Dafür bittet der Coach die Coachees aufzustehen und, da es ein Telecoaching ist, die Kamera eventuell etwas zu verstellen:
1. Nehmen Sie eine für Sie bequem aufgerichtete Haltung im Raum ein.
2. Vergegenwärtigen Sie sich Ihr Ziel.

3. Wie verändert sich Ihr Körper, wenn das Ziel in Ihnen lebendig wird? Auch kleine Veränderungen können große Wirkung haben!
4. Checken Sie durch, bewegen Sie sich im Raum, eventuell möchten Sie sich auch setzen:

Äußere Merkmale
– Position im Raum und zum Partner
– Stand, Stellung der Füße
– Bewegung
– Waden, Knie, Oberschenkel
– Becken, Bauch, Brustraum
– Rücken, Schultern, Hände, Gesten
– Kopfhaltung, Blick

Innere Merkmale
– Atmung
– Körpertonus oder Muskelanspannung
– Motorische Prozesse
– Temperaturwahrnehmungen
– „zugehörige" Farben, Geräusche, Gerüche, Bilder
– alles, was spontan auftaucht

Der Coach bittet die Coachees, die Position im Raum und zum Partner, aber vor allem die Körperhaltung, Bewegung und die inneren Prozesse im Körper zu finden, die zum Haltungsziel gehören, denn diese stellen später wichtige Erinnerungshilfen für das Haltungsziel dar. Das ist nicht einfach und benötigt etwas Zeit.

3.3.7.5 Meine Ressourcenlandschaft 2

⊃	Ziel: Ressourcenlandschaft aktualisieren
⏱	Zeit: ca. 10 Min.
◇	Themen: Ressourcenlandschaft aktualisieren
✎	Material: Arbeitsblatt „Meine Ressourcenlandschaft"

Die Coachees besprechen nun die Körperarbeit mit dem Partner und dem Coach und übertragen bei Bedarf die wichtigsten körperlichen Ressourcen in ihr Arbeitsblatt „Meine Ressourcenlandschaft".

3.3.7.6 Ausblick und Abschluss

⊃ Ziel: Abschluss
⏱ Zeit: ca. 10 Min.
◇ Themen: Wiederholung Onlinekurs Modul 4 Abschlussritual
✎ Material:

Zum Abschluss wiederholt der Coach kurz die Ziele des Moduls. Er erinnert die Coachees an den nächsten Onlinekurs „Zielgerichtet handeln", der für die Durchführung der nächsten Sitzung erforderlich ist. Der Coach erinnert an den Termin zur nächsten Telecoachingsitzung Modul 4. Er beendet die Sitzung, indem er das Paar um ihr Abschlussritual bittet.

3.4 Modul 4: Zielgerichtet handeln

3.4.1 Ziele des Moduls

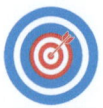

Ziel des vierten Moduls ist es, das in Modul 2 entwickelte Haltungsziel nun mithilfe der in Modul 3 entdeckten Ressourcen umzusetzen. Dazu werden die verschiedenen Ressourcen zielgerichtet aktiviert, um damit die Verwirklichung des Haltungsziels in verschiedenen Situationen zu planen. Der Fokus liegt auf der Umsetzung und Selbstreflexion mit Remotivierung. Am Ende der Sitzung sollen beide Coachees Situationen identifiziert haben, in denen das gewünschte Verhalten mithilfe der zur Verfügung stehenden Ressourcen trainiert werden kann.

Zu den inhaltlichen Zielen des vierten Moduls gehört es, den Coachees zu vermitteln, wie neue Gewohnheiten durch kleine Verhaltensexperimente entstehen können. Des Weiteren wird über Reflexions- und Austauschübungen auf der individuellen und auf der Paar-Ebene die Perspektivübernahme und soziale Unterstützung gefördert.

Das Modul umfasst einen Onlinekurs und ein Telecoaching (webbasiert mit Videoübertragung). Der Onlinekurs dient der Wissensvermittlung und Vorbereitung auf die vierte Coachingsitzung.

Zusammenfassend werden für „Modul 4 – Zielgerichtet handeln" folgende konkrete Ziele definiert:
1. Die Coachees erleben Selbstwirksamkeit und Kontrolle.
2. Umsetzungsstrategien werden entwickelt.
3. Unterstützung durch den Partner wird erlebt.

3.4.2 Der rote Faden

Der rote Faden bzw. die Prozessführung wird durch das erweiterte Rubikonmodell in seiner Ausgestaltung des ZRM (Storch et al. 2017) gesichert.

Das Modul 1 umfasst die erste Phase im erweiterten Rubikonmodell nach dem ZRM. In Modul 1 wurde zunächst die Teilnahmemotivation zum Coaching geklärt, eine Einführung zum Thema Gesundheit, Ressourcen, Erholung und Leben in Balance gegeben, die Coachingkonzeption erklärt, insbesondere auf somatische Marker eingegangen. Anschließend wurde ein Bild mithilfe der somatischen Marker ausgewählt und ein aktuelles Lebensphasen-Thema erarbeitet.

In Modul 2 wurde daraus das handlungswirksame Haltungsziel entwickelt und systemisch optimiert. Im Onlinekurs wurden Kriterien handlungsleitender und motivierender Zielformulierung aufgezeigt. Die Weiterentwicklung des Themas zu einem persönlich bedeutsamen Ziel wurde im Präsenzcoaching zunächst für jeden Coachee einzeln durchgeführt. Anschließend wurden die Ziele auf der Paar-Ebene optimiert.

In Modul 3 ging es um die neuronale Plastizität und Ressourcen. Im Onlinekurs wurden die Coachees aufgefordert, Ressourcen zu reflektieren und Zielauslöser bzw. Erinnerungshilfen bewusst zu erarbeiten, die mit dem eigenen Ziel in Verbindung stehen und sich mit dem Partner darüber auszutauschen. Im Telecoaching erfolgte die mentale Bahnung des handlungswirksamen Ziels unter Einbezug des Körpers. Die persönliche Ressourcenlandschaft wurde angereichert.

In Modul 4 wird der zielgerichtete Einsatz der Ressourcen geübt. Im Rubikon-Modell ist dieses Modul der präaktionalen Phase C „Aktionale Umsetzung und postaktionale Reflexion und Remotivierung" zugeordnet und zeichnet sich durch die Planung der konkreten Handlung aus. Der Leitgedanke dieser Sitzung ist „Beginne mit einem kleinen Schritt, damit der Zweite leichter folgen kann".

Im Onlinekurs wird zunächst in einem Erklärvideo verdeutlicht, welche Macht von Gewohnheiten ausgeht und wie man diese für sich nutzen kann. Zudem werden die ABC-Situationen vorgestellt. Es werden Situationen unterschieden, die vertraut sind (A), Situationen, die vorhersehbar und gut trainiert werden können (B) und Situationen, die unvorhersehbar sind und sog. Risiko-Bereiche (C) darstellen. Die Coachees reflektieren in einer Übung über ihre A-Situationen, also über Situationen, in denen sie bereits das gewünschte Zielverhalten zeigen.

Im Anschluss an den Onlinekurs erfolgt das Telecoaching (webbasiert mit Videounterstützung). Die Inhalte des Onlinekurses werden dort aufgegriffen und an der Vorbereitungsübung weitergearbeitet.

Der Fokus im Telecoaching liegt auf den B-Situationen, also Situationen, in denen das gewünschte Verhalten noch nicht stark ausgeprägt ist, aber die vorhersehbar sind und dadurch gut planbar. Nach der Identifikation solcher Typ-B Situationen wird der Ressourceneinsatz geplant, Wenn-dann Sätze für konkretes Verhalten formuliert und Unterstützungsmöglichkeiten besprochen. In ◘ Abb. 3.7 ist der Ablauf von Modul 4 aufgeführt.

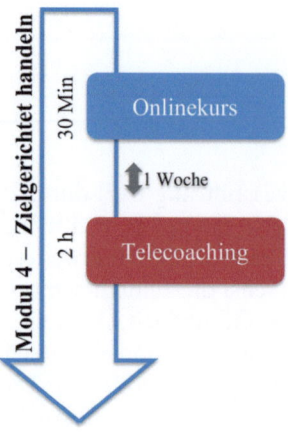

● **Abb. 3.7** Ablauf Modul 4

3.4.3 Ablauf Modul 4

Siehe ● Abb. 3.7

3.4.4 Onlinekurs – Modul 4

Zur Vorbereitung der Coachingsitzung sollen die Coachees eine Woche vor der nächsten Sitzung den entsprechenden Onlinekurs bearbeiten. Der Coach versendet eine Erinnerungsmail mit dem Link als Erinnerungsstütze an die Coachees.

Folgende Inhalte werden in dem Vorbereitungsmodul **„Zielgerichtet handeln"** behandelt (● Tab. 3.4).

Das Video „Wir sind Gewohnheitstiere – nutzen wir dies" finden Sie unter folgendem Link: ▶ https://youtu.be/WQismwaXfDw

3.4.5 Detaillierter Ablaufplan

Klient (K), Coach (C), Einzelarbeit (EA), Wechsel nach Hälfte der Zeit (W), Arbeitsblatt (AB)

Nr.	Coachingeinheit	Ziele	Themen	Dauer in Min.	Form	Material
1	Begrüßung und Einstieg	Gespür für die aktuelle Lage bekommen Haltungsziel & Ressourcen gezielt aktivieren Struktur geben	Onlinekurs nachbesprechen Bilder aufzeigen, Haltungsziel wiederholen und Ressourcenpool ansprechen Ziel der Sitzung: Jeder hat eine Trainingssituation für das gewünschte Verhalten und die passenden Ressourcen identifiziert.	10		
2	ABC Situationen	Arbeitsgrundlage schaffen	Coach stellt ABC-Situationen kurz vor und greift auf vorhandenes Wissen aus den Onlinekursen zurück	5	Input C	Moderationskarten oder andere Visualisierung
3	Erfolge würdigen	Coachee erkennen, dass sie das Zielverhalten schon zeigen	Online-Vorbereitungsaufgabe wird besprochen. In welchen Situationen tritt das Verhalten auf? (Situationstyp A)	25	K (W)	Onlinekurs-Ausdruck „Meine Erfolge"
4	Verhaltensexperiment – vorhersehbare Situationen	Trainingssituation finden Ressourceneinsatz planen	Fokus des Verhaltensaufbaus liegt auf vorhersehbaren Situationen, in denen Kontrolle erlebt werden kann (Situationstyp B)	75		Siehe Unterpunkte
4.1	Auswahl der Situation	Vorhersehbare, kontrollierte Situation auswählen	Kurz-Input Coach Jeder sucht sich eine Situation heraus – Rahmenbedingungen, Zeit, beteiligte Personen	20 (von 75)	Input C EA	AB „Meine Trainingssituation"
4.2	Ressourceneinsatz	Ressourcen zur Umsetzung identifizieren	Welche Ressourcen stehen zur Verfügung Platzierung von Erinnerungshilfen	20 (von 75)	EA	AB:" Den Transfer in den Alltag sicherstellen"
4.3	Rolle des Partners	Öffentlichkeit herstellen Situations- & Ressourcenprüfung Partner einbinden	Austausch über Situationen Ggf. Rollenspiel Coach fragt kritisch nach, TN müssen standhalten Welche Rolle und Unterstützungsfunktion hat der Partner	35 (von 75)	Gespräch W	
5	Ausblick und Abschluss	Motivierenden Abschluss Ausblick Präsenztermin für Modul 5	Vorhaben wiederholen Termin absichern	5	Gespräch	

3.4.6 CHECKLISTE Modul 4

Diese Materialien werden für das Modul benötigt. Bitte abhaken!

Tab. 3.4 Inhalte des Onlinekurses zu Modul 4

Lek.	Trainingseinheit	Ziele	Themen
1.	Was bisher geschah…	Aktivierung der letzten Coachingsitzungen	Freitextfelder – Assoziationen zum Bild – Haltungsziel – Ressourcen
2.	Wahrscheinlich geht es Ihnen manchmal auch so…	Gewohnheiten aufbauen hängt von vielen Faktoren ab	Beispielpaar mit erwünschten Verhalten in ABC Situationen – Wann klappt es und wann nicht
3.	Gut zu wissen…	Was ist zu tun, damit neues Verhalten zur Gewohnheit wird	White-Board-Video zu ABC-Situationen und wie sie zum Trainieren eingesetzt werden können
4.	Etwas zum Ausprobieren…	Erfolge feiern	Übung zum Situationstyp A: In welchen Bereichen wird das Verhalten bereits erfolgreich umgesetzt → Download
5.	Jetzt übernehmen Sie das Steuer…	Abschluss und Motivation zur nächsten Sitzung	Hausaufgabe (Selbstreflexion – in welchen Situationen wird das Verhalten bereits gezeigt plus Auslöser und Gedanken notieren) Download der Vorbereitungsaufgabe (für den Ordner)

Arbeitsblätter im Ordner der Coachees	
Arbeitsblatt M4 „Meine Erfolge" (online bearbeitet)	☐
Arbeitsblatt M4 „Meine Trainingssituation"	☐
Arbeitsblatt M4 „Den Transfer in den Alltag sicherstellen"	☐
Sonstiges	
Moderationskarten mit „ABC-Situationen" o.ä.	☐

3.4.7 Praktische Durchführung des Telecoachings (webbasiert mit Videounterstützung)

3.4.7.1 Begrüßung und Einstieg

Die vierte Coachingsitzung beginnt mit dem Anfangsritual des Paares. Der Coach erkundigt sich nach dem aktuellen Befinden, wertschätzt bereits gezeigtes neues Verhalten und bekommt ein Gespür für das, was in der Zwischenzeit passiert ist.

3.4 · Modul 4: Zielgerichtet handeln

➲ Ziel: Sanfter Einstieg   Erfolge würdigen   Struktur geben
⏱ Zeit: ca. 10 Min.
◇ Themen: Onlinekurs nachbesprechen – Probleme & Hilfreiches   Das Bild, Haltungsziel und der Ressourcenpool wird für beide Partner vom Coach zusammengefasst   Jeder präsentiert seinem Partner seine aktuelle Ressourcenlandschaft
✎ Material:

Der Coach begrüßt die Klienten, beginnt mit etwas Small-Talk und fragt nach dem aktuellen Befinden der beiden Coachees sowie nach bereits stattgefundenen Verhaltensänderungen. Wichtige erste Erfolgserlebnisse sollen berichtet werden.

Um den Blick wieder ins Hier und Jetzt zu richten, fasst der Coach nochmal die letzte Sitzung zusammen. Er geht auch erneut auf den Begriff der Ressourcen und die Bedeutung von Erinnerungshilfen ein.

Anschließend bittet er die Coachees, sich gegenseitig ihre eigene aktuelle Ressourcenlandschaft zu präsentieren. Das dient zum einen der Ressourcenaktivierung der Klienten, der Coach kann aber auch sehen, ob sich seit der letzten Sitzung noch etwas geändert hat und welche Ressourcen die Coachees besonders betonen. Das ist vor allem wichtig für den Einsatz der Ressourcen in den Trainingssituationen B und C.

Da diese Sitzung ein Telecoaching ist, notiert der Coach für sich auf einem Blatt die wichtigsten Ressourcen jedes Klienten, bzw. ergänzt seine Mitschriften aus der letzten Sitzung.

3.4.7.2 ABC-Situationen

➲ Ziel: Arbeitsgrundlage schaffen – gemeinsames Verständnis
⏱ Zeit: ca. 5 Min.
◇ Themen: Input: Arbeit mit den ABC-Situationen, Beispiele nennen
✎ Material: Moderationskarten oder anderes Material zum Visualisieren

Der Coach zeigt die wesentlichen Ziele für die heutige Sitzung auf. Er betont den nun folgenden Wechsel von vorbereitenden kognitiven, emotionalen und körperlichen Übungen und Haltungen zu den jetzt anstehenden konkreten Verhaltensweisen. Ziel der Sitzung ist es, dass jeder Coachee für sich eine konkrete Trainingssituation sowie die ihm zur Verfügung stehenden Ressourcen zur Bewältigung identifiziert. Des Weiteren wird die Rolle des Partners in diesen Situationen herausgearbeitet.

Als Grundlage der Module 4 und 5 dient die ABC-Situationen-Typologie. Für Modul 4 sind A- und B-Situationen relevant. Die C-Situationen werden erst in Modul 5 aufgegriffen.

Die ABC-Situationen sind den Coachees bereits aus dem Onlinekurs bekannt. Daher folgt an dieser Stelle nur ein sehr knapper Input zu der Arbeit mit den ABC-Situationen (siehe ◘ Abb. 3.8).

▪▪ Situationstyp A

Die Verwirklichung des Zieles ist einfach und häufig wird hier bereits das gewünschte Verhalten gezeigt. A-Situationen sind bekannte, vertraute Situationen, die günstige Rahmenbedingungen aufweisen. Im Urlaub am Strand könnte das Ziel „Ich gönne mir Ruhepausen" einfach umzusetzen sein, da dort unter anderem viele Ressourcen zur Verfügung stehen und wenig störende Einflüsse.

▪▪ Situationstyp B

Die Verwirklichung des Zieles ist schwierig. Mit solchen Situationen sind die Coachees häufig konfrontiert, jedoch gelingt es Ihnen hier noch nicht durchgängig Ihr Ziel („Ruhepausen") umzusetzen. Da die B-Situationen jedoch vorhersehbar sind, können sie gut vorbereitet werden. Das wird der Schwerpunkt der heutigen Sitzung.

ABC-Situationen

- **A-Situationen:** Verwirklichung des Ziels einfach
  - Ressourcen identifizieren

- **B-Situationen:** Verwirklichung des Ziels schwierig, aber planbar
  - Situation identifizieren
  - Ressourceneinsatz planen
  - Wenn..., dann... -Pläne

- **C-Situationen:** Verwirklichung des Ziels schwierig und nicht planbar
  - Akzeptanz
  - Vorläufersignale
  - Stopp-Befehle

◘ Abb. 3.8 ABC-Situationen. (Nach Storch und Krause 2017, S. 274)

3.4 · Modul 4: Zielgerichtet handeln

■■ **Situationstyp C**
Die Verwirklichung des Zieles ist schwierig. C-Situationen sind unvorhersehbare Situationen, mit denen die Coachees nicht rechnen, die sie aber regelmäßig aus der Bahn werfen und frustrieren. Das ist auch ganz normal. Der Coach sollte hier darauf hinweisen, dass es zunächst akzeptiert werden muss, dass wir nicht in jedem Lebensbereich sofort unser Ziel umsetzen können. Die Arbeit an den C-Situationen ist für Modul 5 angesetzt. Dort werden dann typische Vorläufersignale und Rahmenbedingungen identifiziert. Dadurch können C-Situationen schneller erkannt werden und durch Gewöhnung an diese kann das Verhalten nach und nach angepasst werden.

Die Abbildung kann verteilt auf mehrere Moderationskarten oder auf Infoblättern gezeigt werden. Die Typologie ist den Coachees jedoch auch aus dem Onlinekurs bekannt.

3.4.7.3 Erfolge würdigen

➲ Ziel: Coachees erkennen, dass sie das Zielverhalten bereits zeigen
⏱ Zeit: ca. 25 Min.
◈ Themen: Onlinekurs-Vorbereitungsaufgabe wird besprochen In welchen Situationen tritt das erwünschte Verhalten bereits auf? Partner stellen sich gegenseitig ihre erfolgreichen Situationen vor Rahmenbedingungen und Ressourcen aufdecken
✎ Material: Onlinekurs-Ausdruck/ AB: „Meine Erfolge"

In der ersten Phase der konkreten Handlungsplanung geht es zunächst darum, den Coachees aufzuzeigen, dass sie das gewünschte Verhalten bereits in ihren Alltag einbauen (A-Situationen). Im Onlinekurs gab es dazu eine entsprechende Vorbereitungsaufgabe. Die Coachees sollten bekannte, vertraute Situationen identifizieren, in denen es fast selbstverständlich gelingt, das angestrebte Ziel zu verwirklichen. Das kann bei einem Haltungsziel „Ich gehe entspannt durchs Leben" den Coachees am Sonntag oder im Urlaub besonders leichtfallen oder wenn Sie Entspannungsübungen machen oder in einem ruhigen Raum arbeiten. Üblicherweise werden diese sogenannten „A-Situationen" oder auch der „Können-Bereich" schon während des Coachings immer wieder berichtet.

Den Coachees soll in dieser Phase bewusst werden, dass sie bereits fähig sind, das Zielverhalten zu zeigen. Nacheinander erzählt jeder Coachee seinem Partner die bisherigen Erfolge. Durch das Verbalisieren können ebenfalls wieder somatische

Marker auftreten. Zudem wird, durch diese Öffentlichkeit und durch den Fokus auf das Positive, das Selbstwirksamkeits- und Kontrollerleben gestärkt.

Der Coach konkretisiert und fragt nach, welche Rahmenbedingungen und welche Ressourcen in diesen Situationen zur Verfügung standen. Häufig fallen Antworten wie: kein Stress, kein Zeitdruck. Hier ist es wichtig, dass der Coach die Sichtweise umdreht und fragt, was positiv formuliert, im Sinne der Annäherung, gegeben sein muss, also z. B. ein freies Zeitfenster, ein ruhiger Raum oder Familienaktivität.

3.4.7.4 Verhaltensexperiment – vorhersehbare Situationen

Der Fokus der folgenden Sequenz liegt auf dem Situationstyp B, den sogenannten Trainingssituationen. Die Coachees werden mehrere Situationen identifizieren, in denen sie ihr Ziel verwirklichen möchten. Anschließend wählen sie eine Situation aus und beschreiben die Rahmenbedingungen und ihr bisheriges Verhalten. Darauf folgt die Planung des Einsatzes der Ressourcen sowie die Transferplanung. Die Unterstützung durch den Partner wird abschließend verhandelt und festgehalten.

- **Auswahl der Situation**

⊃ Ziel: Eine Trainingssituation finden (niedrige bis mittlere Schwierigkeit)
⏲ Zeit: ca. 20 Min.
◇ Themen: Kurz-Input Coach, Situationstyp B Jeder sucht sich eine vorhersehbare Trainingssituation heraus Rahmenbedingungen, Zeit, beteiligte Personen werden erarbeitet und öffentlich gemacht
✎ Material: Arbeitsblatt: „Meine Trainingssituation"

Der Coach wiederholt kurz die Vorteile der B-Situationen – nämlich, dass sie vorhersehbar und damit planbar sind. Für den Trainingsbereich ist es zudem wichtig, dass schnell und häufig erste Erfolge verzeichnet werden können. Denn nur durch häufige Aktivierung und durch das Erleben von Erfolgen, kann sich das neuentwickelte neuronale Netz weiterentwickeln. Daher empfiehlt es sich für den Einstieg eine Situation mit niedrigem bis mittlerem Herausforderungsgrad auszuwählen.

Die Coachees wählen ihre angemessene Trainingssituation, in der sie ihr frisch entwickeltes Ziel verwirklichen möchten, selbst aus.

Da mit dieser Situation weitergearbeitet werden soll, muss der Coach darauf achten, dass die Situation nicht zu schwierig und komplex ist. Es müssen potenziell einige Ressourcen zur Verfügung stehen sowie die Planbarkeit und

Kontrollierbarkeit der Situation vorliegen. Zudem ist darauf zu achten, dass die Situation zeitlich nah an der Coachingsitzung liegt, sodass ein zeitnahes Ausprobieren möglich ist.

Anschließend können mit dem Arbeitsblatt „Meine Trainingssituation" die Rahmenbedingungen, beteiligte Personen sowie das bisherige Verhalten und Empfinden in der Trainingssituation systematisch festgehalten werden. Der Coach erläutert kurz das Arbeitsblatt. Hier kann er darauf eingehen, dass durch die mentale Befassung mit der Situation diese Situation bereits an das Ziel geknüpft wird. Dadurch wird das Abrufen des Ziels in der realen Situation erleichtert. Die Coachees füllen das Blatt erneut in Einzelarbeit (ca. 5–10 min) aus. Anschließend folgt eine kurze Präsentation. Der Coach prüft die Situation.

Der Coach achtet insbesondere darauf, dass bei der Formulierung der „Wenn, dann"- Sätze (Wenn... Situation X eintritt, dann... verhalte/fühle/denke ich mich meistens Y) die Coachees bei sich bleiben und nicht das Verhalten der anderen in den Mittelpunkt stellen. Ein Beispiel wäre „Wenn der Kunde sich beschwert, dann schreien wir uns beide an". Hier ist der Fokus nicht auf dem Selbst. Besser wäre eine Formulierung wie folgt: „Wenn ich eine Kundenbeschwerde erhalte, dann ärgere ich mich und lasse meine Laune an dem Kunden aus."

- **Ressourceneinsatz**

➲ Ziel: Ressourcen zur Umsetzung identifizieren Verhalten in der Situation planen
ⓘ Zeit: ca. 20 Min.
◇ Themen: Welche Ressourcen stehen für die Trainingssituation zur Verfügung Platzierung von Erinnerungshilfen „Wenn, dann"-Pläne
✎ Material: Arbeitsblatt „Den Transfer in den Alltag sicherstellen"

Sind die Trainingssituation und die Rahmenbedingungen für den Ressourceneinsatz identifiziert, erfolgt die konkrete Planung des Ressourceneinsatzes und damit der Transfer in den Alltag.

Mithilfe des Arbeitsblattes „Den Transfer in den Alltag sicherstellen" können die Coachees die ausgewählte Trainingssituation erneut genau vorplanen und sich mental und physisch viele Ressourcen bereitstellen. Der Coach erläutert kurz das Arbeitsblatt. Folgende Sätze sind von den Coachees in Einzelarbeit zu bearbeiten:
1. „Folgende Erinnerungshilfen – mobile und/oder feste – werde ich einsetzen, um mein Ziel in dieser Situation zu aktivieren"
   – Hier kann der Coach auf die bereits ausgewählten Erinnerungshilfen verweisen und anregen, ob diese auch in dieser Situation hilfreich wären.

- Zur Erinnerung: Erinnerungshilfen sind Ressourcen, die fest (als Bild, Kissenfarbe etc.) oder mobil (Schlüsselanhänger, Parfum etc.) bewusst vom Coachee platziert werden oder unbewusst an das Ziel erinnern (Prime) und die unmittelbar mit der Verwirklichung des Ziels für den Coachee in Verbindung stehen.
2. „Auf folgende Weise werde ich mir Unterstützung durch Dritte sichern, um meinen Ressourceneinsatz zu gewährleisten (Arbeitskollegen, Netzwerkpartnern)"
    - Je nach Situation können viele Akteure mit im Spiel sein. Die gesuchte Unterstützung kann entweder instrumentell (zieldienlich z. B. durch einen Ratschlag oder Aufgabenabnahme) oder emotional (z. B. durch eine Umarmung oder tröstende Worte) sein. Die Suche nach der Form der Unterstützung muss aber unbedingt konkretisiert werden.
    - **Wichtig:** Hier soll auch der Wunsch aufgeschrieben werden, wie der Coachee gerne durch seinen Partner unterstützt werden möchte. Ob der Partner das umsetzen kann, wird erst in der folgenden Sequenz ausgehandelt.

    Wenn… in Situation **X** meine Zielverwirklichung (durch **Z**) bedroht ist, **dann…** nehme ich mir **Y** vor.
— Abschließend formulieren die Coachees „Wenn, dann"-Sätze. In dem Wenn-Satzteil versuchen sie sich vorzustellen, wie und durch was in ihrer Trainingssituation ihr Ziel bedroht sein könnte. Im Dann-Satzteil beschreiben sie, was sie konkret tun, um ihr Ziel trotzdem zu verwirklichen. Hier bietet sich an, die oben gesammelten Ressourcen mit einzubeziehen.

    Den letzten Punkt „Ich werde wie folgt meinen Partner unterstützen und eine Ressource für ihn sein" sollen die Coachees noch nicht ausfüllen. Dies wird erst im nächsten Schritt verhandelt und dann festgehalten.

    Die Klienten bearbeiten diese Aufgabe für sich. In der folgenden Sequenz erfolgt die Präsentation.

- **Rolle des Partners**

⊃ Ziel: Öffentlichkeit herstellen Partner einbinden
⏱ Zeit: ca. 35 Min.
◇ Themen: Austausch über Trainingssituation Rollenspiel üben Welche Rolle und Unterstützungsfunktion hat der Partner Dem „Teufelsanwalt" standhalten
✎ Material: Arbeitsblatt: „Den Transfer in den Alltag sicherstellen"

In dieser Sequenz geht es nun darum, den Transfer in den Alltag noch weiter durch Einbezug des Partners zu sichern.

Einer der Coachees beginnt und präsentiert die Ergebnisse des Arbeitsblattes „Den Transfer in den Alltag sicherstellen". Anschließend wird insbesondere der Punkt der Unterstützung durch den Coachee mit dem Partner ausgehandelt.

Hier ist es die Aufgabe des Coaches, zunächst den ausgedrückten Wunsch des Coachees zu würdigen und ihm Beachtung zu schenken. Anschließend wird dieser Wunsch mit den Ressourcen des Partners betrachtet. Wenn die Vorstellungen zu sehr auseinandergehen und es für den Partner nur schwer realisierbar ist, dann bietet sich an zu hinterfragen, welche Bedürfnisse dahinterstecken und wo Gemeinsamkeiten oder Annäherungspunkte sind.

Wünscht sich ein Klient beispielsweise nach einem schwierigen Kundengespräch immer sofort die volle Aufmerksamkeit des Partners und tröstende Worte, um sich wieder zu beruhigen, kann dies im Alltag für den Partner nur schwer umsetzbar sein. Die eigenen Ziele und Aufgaben dürfen nicht aus den Augen verloren werden und ständige Arbeitsunterbrechungen können sehr störend sein. Hier könnten Pausenzeiten für ein Gespräch bei einem Tee ausgehandelt werden oder ein festes Telefonat auf dem Weg nach Hause.

Der Partner sollte sich seine Unterstützungsleistung unbedingt auch notieren. Dazu ist unten auf dem Arbeitsblatt eine Ausfüllanweisung.

Der Coach prüft anschließend die Wenn-dann-Pläne auf Herz und Nieren, indem er einen sogenannten „Teufelsanwalt" spielt. Diesen Rollenwechsel sollte der Coach vorher ankündigen. Der Coachee muss ein bis zwei Minuten gute Gründe für seine Vorhaben in der Trainingssituation anbringen und darf sich durch die kritischen Nachfragen des Coaches nicht beirren lassen. Anschließend werden die guten Gründe und die Standfestigkeit des Coachees gelobt. Dann wird gewechselt und der zweite Klient steht im Fokus.

3.4.7.5 Ausblick und Abschluss

➲ Ziel: Motivierender Abschluss   Ausblick Präsenztermin Modul 5
⏱ Zeit: ca. 5 Min.
◈ Themen: Erfolge würdigen   Vorbereitung nächster Präsenztermin
✎ Material: Terminplaner

Der Coach erinnert an den nächsten und damit den vorerst letzten Präsenztermin. Das Paar beendet die Sitzung mit dem Abschlussritual.

3.5 Modul 5: Am Ball bleiben

3.5.1 Ziele des Moduls

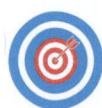

In Modul 5 geht es zunächst im Präsenzcoaching um eine Wiederholung der ABC-Situationen. Erfolge werden berichtet. Wir widmen uns in Modul 5 den Typ C Situationen bzw. Risiko-Situationen. Hoffnung auf Erfolg soll aufgebaut werden. Soziale Unterstützungsmöglichkeiten durch den Partner und gemeinsame Strategien für ein Leben in Balance für den Transfer in den Alltag werden erarbeitet. Ein Abschlussgespräch vier Monate später wird vereinbart.

3.5.2 Der rote Faden

Der rote Faden bzw. die Prozessführung wird durch das erweiterte Rubikonmodell in seiner Ausgestaltung des ZRM (Storch et al. 2017) gesichert.

In Modul 1 wurde die Teilnahmemotivation zum Coaching geklärt, eine Einführung zum Thema Leben in Balance gegeben und die Coachingkonzeption erklärt, insbesondere auf somatische Marker eingegangen. Anschließend wurde ein Bild mithilfe der somatischen Marker ausgewählt und ein aktuelles Thema erarbeitet.

In Modul 2 wurde daraus das handlungswirksame Haltungsziel entwickelt und systemisch optimiert. Im Onlinekurs wurden Kriterien handlungsleitender und motivierender Zielformulierung aufgezeigt. Die Weiterentwicklung des Themas zu einem persönlich bedeutsamen Ziel wurde im Präsenzcoaching zunächst für jeden Coachee einzeln durchgeführt. Anschließend wurden die Ziele auf der Paar-Ebene optimiert.

In Modul 3 ging es um die neuronale Plastizität und Ressourcen sowie Embodiment. Im Onlinekurs wurden die Coachees aufgefordert, Ressourcen zu reflektieren und Zielauslöser bzw. Erinnerungshilfen bewusst zu erarbeiten, die mit dem eigenen Ziel in Verbindung stehen und sich mit dem Partner darüber auszutauschen. Im Telecoaching erfolgte die mentale Bahnung des handlungswirksamen Ziels unter Einbezug des Körpers. Das Ziel wurde in den Körper gebracht. Die persönliche Ressourcenlandschaft wurde angereichert.

3.5 · Modul 5: Am Ball bleiben

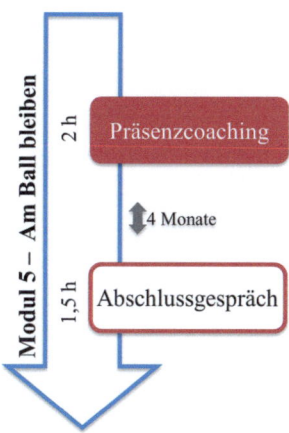

Abb. 3.9 Ablauf Modul 5

In Modul 4 wurde der zielgerichtete Einsatz der Ressourcen geübt. Der Fokus im Telecoaching lag auf Situationen, in denen das gewünschte Verhalten noch nicht stark ausgeprägt ist, die aber vorhersehbar und dadurch gut planbar sind. Diese Situationen wurden Typ-B Situationen genannt. Nach der Identifikation solcher Typ-B Situationen wurde der Ressourceneinsatz geplant, Wenn-dann Pläne erarbeitet und Unterstützungsmöglichkeiten besprochen.

In Modul 5 geht es nun um die sog. Risiko-Situationen (Typ C Situationen). Es geht um den Aufbau von Hoffnung auf Erfolg. Soziale Unterstützungsmöglichkeiten durch den Partner werden erarbeitet. Der Ablauf ist in ◘ Abb. 3.9 zu sehen.

3.5.3 Ablauf Modul 5

Siehe ◘ Abb. 3.9

3.5.4 Detaillierter Ablaufplan

Klient (K) Coach (C) Einzelarbeit (EA) Arbeitsblatt (AB)

Nr.	Coachingeinheit	Ziele	Themen	Dauer in Min.	Form	Material
1	Einstieg	Situationen ABC wiederholen Heutige Ziele	Wiederholung der Situationstypen Austausch zu den erlebten Erfolgen und heutige Ziele	10	Gespräch K und C	
2	Risiko-Bereiche für neue Gewohnheiten	Frustrationen und Grenzerfahrungen akzeptieren	Was passiert, wenn man an Grenzen stößt „Ausrutscher" gehören zum Lernen dazu	10	Input C	
3	Stopp-Befehle	Erste-Hilfe-Programm bei Frustration	Kritische Situationen u. Vorläufersignale identifizieren Stopp-Befehl Koffer packen	60	EA	AB „Vorläufersignale"
4	Transfersicherung	Gemeinsame Reflexion des Coachingprozesses Unterstützung des Partners für den Transfer	Reflexion des Coachingprozesses Transfer Brief schreiben an den Partner	20	K und C	AB „Meine Ressourcenlandschaft" Briefumschlag und Brief oder Postkarte 2x
5	Abschluss und Ausblick	Abschluss	Wertschätzendes Feedback Abschlussritual	20	K und C	

3.5.5 CHECKLISTE Modul 5

Diese Materialien können im Coaching eingesetzt werden. Bitte abhaken!

Arbeitsblätter/Infoblätter im Ordner der Coachees	
Arbeitsblatt M5 „Meine Ressourcenlandschaft"	☐
Arbeitsblatt M5 „Vorläufersignale"	☐
Sonstiges	
Briefumschläge mit Brief oder Postkarte 2x	☐

3.5.6 Praktische Durchführung des Präsenzcoachings

3.5.6.1 Einstieg

> ⊃ Ziel:
> ABC-Situationen wiederholen
> Heutige Ziele klären
>
> ⏱ Zeit: ca. 10 Min.
>
> ◇ Themen:
> Wiederholung der Situationstypen
> Austausch zu den erlebten Situationen und Erfolge
> Heutige Ziele
>
> ✎ Material:

3.5 · Modul 5: Am Ball bleiben

ABC-Situationen

- **A-Situationen:** Verwirklichung des Ziels einfach
  - Ressourcen identifizieren

- **B-Situationen:** Verwirklichung des Ziels schwierig, aber planbar
  - Situation identifizieren
  - Ressourceneinsatz planen
  - Wenn…, dann… -Pläne

- **C-Situationen:** Verwirklichung des Ziels schwierig und nicht planbar
  - Akzeptanz
  - Vorläufersignale
  - Stopp-Befehle

Abb. 3.10 ABC-Situationen. (Nach Storch und Krause 2017, S. 274)

Das fünfte Modul ist wieder ein Präsenzmodul und beginnt wie alle Sitzungen mit dem Anfangsritual des Paares und dem Würdigen von Erfolgen.

Der Coach bittet das Paar nun, sich noch einmal kurz und strukturiert ihr Bild, ihr Haltungsziel und ihre Ressourcenlandschaft zu vergegenwärtigen und sich darüber auszutauschen. In welchen Situationen (Typ A) wird das Haltungsziel bereits umgesetzt? Welche Trainingssituationen hatten sich die Coachees in Modul 4 ausgesucht (Typ B), wie haben sie ihren Ressourceneinsatz geplant, welche Ausführungsmaßnahmen waren geplant und welche Erfolge haben sie zu berichten?

Die ABC-Situationen aus Modul 4 werden kurz wiederholt (siehe **Abb. 3.10**). Sie können auf Moderationskarten oder einer anderen Veranschaulichungsform dargeboten werden.

„Wir widmen uns heute den Typ C Situationen bzw. Risiko-Situationen. Wir überlegen, wie Sie sich auf diese Situationen vorbereiten können, wie Sie sich gegenseitig unterstützen können, wie Sie alleine und mit Ihrem Partner Ihr Leben in Balance gestalten."

3.5.6.2 Risiko-Bereiche bei neuen Gewohnheiten

⮕ Ziel: Frustrationen und Grenzerfahrungen akzeptieren	
⏲ Zeit: ca. 10 Min.	
◇ Themen: Was passiert, wenn man an Grenzen stößt „Ausrutscher" gehören zum Lernen dazu	
✎ Material:	

Nun geht der Coach auf die Typ C Situationen ein:

„Es gibt leider Situationen, die nicht vorhersehbar sind, die Sie überfallen und in denen Sie in Ihre alten Verhaltensmuster wieder zurückfallen. Das sind extrem frustrierende Momente. Denn es sind häufig Situationen, in denen es Ihnen besonders wichtig ist, Ihr Haltungsziel zu realisieren. Es sind jedoch Situationen, in denen Sie nicht auf Ihr Haltungsziel achten können und Ihre Ressourcen nicht abrufen können. Diese Situationen gehören jedoch beim Aufbau Ihres neuen Haltungsziels dazu. Sie müssen leider diese Frustrationen aushalten. Diese Ausrutscher sind „normal". Es geht aber auch darum, sich auf diese Grenzerfahrungen trotzdem vorzubereiten. Besonderes Merkmal dieser Situationen ist, dass sie überraschend kommen. Sie treffen auf diese Situationen unvorbereitet. Ein weiteres Merkmal dieser Situationen ist, dass diese Situationen als hochgradig belastend von Ihnen bewertet werden und mit negativen Emotionen besetzt sind. Es sind klassische Stresssituationen, die mit Ärger, Wut, Empörung, Resignation, Schrecken oder Angst verbunden sind. Unter Stress reagieren Sie automatisiert, Sie sind in einem sog. Tunnel, können oftmals nicht mehr ruhig und problemorientiert vorgehen, werden von Emotionen überrollt, und Sie reagieren mit den Ihnen altbekannten Verhaltensmustern. Das kann sich entweder durch ein unkontrolliertes „An die Decke gehen" oder eine Flucht nach „Innen" äußern, in Resignation, Hilflosigkeit, Rückzug und innere Lähmung. Erst im Nachhinein, wenn Sie wieder aus dem akuten Stress rausgekommen sind, erkennen Sie, dass Sie wieder einmal in die alten Muster verfallen sind. Gerade bei Ausrastern, beim „an die Decke gehen" sind vielleicht kurzfristige Anspannungen abgebaut worden, aber es folgen Scham- und Schuldgefühle über diesen Kontrollverlust. Vielleicht haben Sie in der Situation Ihren Partner, Ihre Freunde oder Mitarbeiter verletzt, wofür Sie sich nachträglich schämen und sich schuldig fühlen.

Aber es gibt Hoffnung: Sie können diese Ausrutscher, wenn Sie für sie sensibilisiert sind, von Mal zu Mal schneller erkennen. Zunächst ist das Ziel, diese Ausraster oder Grenzerfahrungen zu akzeptieren, denn sie passieren relativ selten und zudem in einer noch halbwegs sozial verträglichen Form. Dann ist es das Ziel, Vorläufersignale von Stresssituationen zu erkennen, sodass es möglich ist, rechtzeitig Ressourcen aufzubauen und die neue gewünschte Handlung zu realisieren. Erst dann kann von einer automatisierten neuen Handlung ausgegangen werden. Aber eins nach dem anderen."

3.5.6.3 Stopp-Befehle

➲ Ziel: Erste-Hilfe-Programm bei Frustration
⏱ Zeit: ca. 60 Min. (30 Min. pro Coachee)
◇ Themen: Kritische Situationen identifizieren   Vorläufersignale identifizieren   Zeitpunkt für Stopp-Befehl finden   Stopp-Befehle festlegen   Koffer packen für den Partner
✎ Material: Arbeitsblatt: „Vorläufersignale"

Der Coach führt nun aus, dass Stresssituationen nicht wirklich unvorhersehbar sind, sondern, individuell unterschiedlich natürlich, bestimmten Regeln folgen. Jeder der Coachees hat typische Stresssituationen und es geht zunächst darum, die Stresssituationen zu identifizieren und dann zu schauen, wie der Ablauf einer solchen Episode aussieht. Dabei kann der Lebenspartner helfen.

„Besonders interessant ist jenes Zeitintervall auf der Zeitachse, in dem die Weichenstellung erfolgt, die entscheidet, ob Sie Ihren begonnenen, zielgerichteten und kontrollierten Handlungsstrang fortsetzen oder aber davon abkommen und „an die Decke gehen" oder „sich ins Schneckenhaus verziehen", in Rückzug oder Resignation abgleiten. In diesem Zeitintervall gibt es bestimmte Merkmale, die Sie offenbar nicht oder nicht rechtzeitig genug zu registrieren imstande sind. Diese potenziellen Warnungen werden Vorläufersignale genannt. Sobald Sie durch Vorläufersignale gewarnt sind, müssen Sie Maßnahmen ergreifen, um die sich anbahnenden, routinierten Stressreaktionen zu unterbrechen. Hier können Sie mit Stopp-Befehlen arbeiten, die Sie sich in einem inneren Dialog selbst erteilen. Das kann ein tatsächliches „Stopp" sein, eine andere Selbstinstruktion oder ein Bild, z. B., wenn Sie vor Ihrem inneren Auge einen Vorhang mit einem großen Stoppschild niedergehen lassen. Erst im Anschluss an diese selbst induzierte Unterbrechung können Sie ein geeignetes Element aus Ihrer Ressourcenlandschaft zum Einsatz bringen, um Ihr neues Ziel zu aktivieren, welches das erwünschte, zielgerichtete Handeln ermöglicht."

Ziel ist es, ein Erste-Hilfe Programm zu erstellen. Dafür bittet der Coach die Coachees, das Arbeitsblatt „Vorläufersignale" aus dem Ordner zu holen und er fragt die Coachees nacheinander:

- Bei welchen unvorhergesehen Situationen hat es Sie kalt erwischt und Sie sind wieder in alte, unerwünschte Routinen verfallen?
- Gab es äußere und innere Gemeinsamkeiten im Vorverlauf dieser Situationen?
- Welche Stopp-Befehle sind geeignet, um diese eingefahrenen Routinen in Stresssituationen zu unterbinden?

Die Partner sollten sich bei der Suche nach typischen Stresssituationen unterstützen. Sie kennen die Stresssituationen des Partners sicherlich, in denen die alten Routinen wieder greifen.

Die Identifizierung von Vorläufersignalen und die Suche nach geeigneten Stopp-Befehlen sollten individuell identifiziert und ausgewählt werden, da hier wieder die Passung zu den individuellen Bedürfnissen wichtig ist. Aber auch hier kann der Partner Ideen haben und Vorschläge unterbreiten.

Das Erste-Hilfe-Programm dient dazu, sich ein handhabbares, konkretes Handlungsprogramm für Stresssituationen anzueignen. Es erlaubt, wiederkehrende Stresssituationen frühestmöglich zu erkennen und zu stoppen, um neue, gewünschte Handlungen anzugehen. Ein zweites Ziel dieser Übung ist darin zu sehen, dass die Coachees die anfänglich als unvorhersehbaren Situationen als Situationen mit Regeln ansehen, die ihre typischen Merkmale haben. In dem Maße, in dem es gelingt, potenzielle Stresssituationen zu antizipieren, nähern sich diese den B-Situationen an, die trainierbar sind. Dadurch werden sie für dort vorgesehene, bewusste Planung des zielgerichteten Ressourceneinsatzes zugänglich. Statt einem Gefühl von Hilflosigkeit wird Kontrollerleben erfahren.

Zum Abschluss sollen sich die Partner gegenseitig einen Koffer packen, wie sie sich gegenseitig unterstützen können beim Umgang mit den C-Situationen, um das Erste-Hilfe-Programm gemeinsam zu optimieren.

3.5.6.4 Transfersicherung

> ➲ Ziel:
> Gemeinsame Reflexion des Coachingprozesses mit Partner
> Transfer in den Alltag durch Unterstützung des Partners
>
> ⓘ Zeit: ca. 20 Min.
>
> ◇ Themen:
> Reflexion des Coachingprozesses
> Transfer
> Partner als Erinnerungshilfe
> Brief schreiben an den Partner
>
> ✎ Material:
> Arbeitsblatt „Meine Ressourcenlandschaft"
> Brief oder Postkarte 2x

3.5 · Modul 5: Am Ball bleiben

Der Coach bittet das Paar nun, sich wieder an den Anfang der Sitzung zu erinnern und sich noch einmal strukturiert ihr Bild, ihr Haltungsziel und ihre Ressourcenlandschaft zu vergegenwärtigen. Welche zielsichernden Ressourcen oder Erinnerungshilfen setzen die Coachees als bewusste Zielauslöser ein? Welche wirken unbewusst? Wie sieht die vielseitige Verinnerlichung aus? In welchen Situationen (Typ A) wird das Haltungsziel bereits umgesetzt? Welche Trainingssituationen hatten sich die Coachees in Modul 4 ausgesucht (Typ B), wie haben sie ihren Ressourceneinsatz geplant, welche Ausführungsmaßnahmen waren geplant mit welchen Erfolgen? Welche Typ C Situationen haben sie als ihre persönlichen Stresssituationen erkannt, mit welchen Vorläufermerkmalen und welchen Stopp-Befehlen? Was hat der Partner in den Koffer gepackt für diese Situationen? Möchten sie ihre Ressourcenlandschaft ergänzen?

„Der Transfer, also die Übertragung in den Alltag, ist das Wichtigste, nur dann kann das Coaching effektiv sein. In diesem Coaching sind wir von Beginn an transferorientiert vorgegangen. Die gemeinsame Teilnahme mit Ihrem Lebenspartner ist Transfersicherung, denn Ihr Lebenspartner ist Erinnerungshilfe, eine bewusst einsetzbare Ressource und eine Ressource, die beständig unbewusst wirkt. Sie werden sich beständig an Ihr Bild, Ihr Haltungsziel, Ihre Ressourcenlandschaft, Ihre A-, B- und C-Situationen, Ihre Anfangs- und Abschlussrituale und an das gesamte Coaching gegenseitig erinnern. Zudem sind wir strikt handlungswirksam vorgegangen. Sie erinnern sich an die Kernkriterien von Haltungszielen. Das so formulierte Ziel ist neben dem Bild eine zentrale, zielsichernde Ressource. Sie haben sich eine zielsichernde Ressourcenlandschaft erarbeitet. Sie haben Ihr Ziel über unterschiedliche Kanäle verinnerlicht. Das Ziel haben Sie sogar in Ihren Körper gebracht.

Wir wollen nun überlegen, wo und wie Sie Unterstützung von Ihrem Partner im Coachingprozess erfahren haben und wo und wie Sie Unterstützung von Ihrem Partner im Alltag für die Umsetzung Ihres Haltungsziels zukünftig gerne annehmen möchten. Jeder soll dem Anderen dazu einen Brief oder eine Postkarte schreiben."

Der Coach bittet zunächst um einen Austausch über die gegenseitige Unterstützung im Coachingprozess.

Anschließend teilt der Coach Briefe oder Postkarten und Briefumschläge aus. Der Coach bittet die Coachees, zu überlegen, wo und wie sie Unterstützung von ihrem Partner im Alltag für die Umsetzung ihres Haltungsziels zukünftig gerne annehmen möchten. Er bittet dazu die Briefe oder Postkarten zu schreiben und dem Partner zu geben. Stichworte reichen aus. Die Briefe werden ausgetauscht, können gegenseitig vorgelesen und gewürdigt werden. Sie werden in die Briefumschläge gepackt und dem Coach für das Abschlussgespräch in vier Monaten übergeben.

3.5.6.5 Ausblick und Abschluss

➲ Ziel: Abschluss
⏲ Zeit: ca. 20
◈ Themen: Gegenseitiges wertschätzendes Feedback Abschlussritual
✎ Material:

Der Coach bittet nun um ein gegenseitiges wertschätzendes Feedback, den Coach eingeschlossen. Er verweist auf das noch folgende Abschlussgespräch in vier Monaten und vereinbart einen Termin, falls noch nicht geschehen. Die Sitzung endet mit dem Abschlussritual.

3.6 Abschlussgespräch

3.6.1 Ziele des Abschlussgesprächs

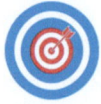

Im Abschlussgespräch vier Monate nach der letzten Coachingsitzung geht es darum, das Haltungsziel und die Ressourcenlandschaft „aufzufrischen", ABC-Situationen aufzuarbeiten und den Coachingprozess zu reflektieren.

3.6.2 Der rote Faden

Der rote Faden bzw. die Prozessführung wird durch das erweiterte Rubikonmodell in seiner Ausgestaltung des ZRM (Storch et al. 2017) gesichert.

In Modul 1 wurde die Teilnahmemotivation zum Coaching geklärt, eine Einführung zum Thema Leben in Balance gegeben und die Coachingkonzeption erklärt, insbesondere auf somatische Marker eingegangen. Anschließend wurde ein Bild mithilfe der somatischen Marker ausgewählt und ein aktuelles Thema erarbeitet.

In Modul 2 wurde daraus das handlungswirksame Haltungsziel entwickelt und systemisch optimiert. Im Onlinekurs wurden Kriterien handlungsleitender und motivierender Zielformulierung aufgezeigt. Die Weiterentwicklung des Themas zu einem persönlich bedeutsamen Ziel wurde im Präsenzcoaching zunächst für jeden Coachee einzeln durchgeführt. Anschließend wurden die Ziele auf der Paar-Ebene optimiert.

In Modul 3 ging es um die neuronale Plastizität und Ressourcen sowie Embodiment. Im Onlinekurs wurden die Coachees aufgefordert, Ressourcen zu reflektieren und Zielauslöser bzw. Erinnerungshilfen bewusst zu erarbeiten, die mit dem eigenen Ziel in Verbindung stehen und sich mit dem Partner darüber auszutauschen. Im Telecoaching erfolgte die mentale Bahnung des handlungswirksamen Ziels unter Einbezug des Körpers. Das Ziel wurde in den Körper gebracht. Die persönliche Ressourcenlandschaft wurde angereichert.

In Modul 4 wurde der zielgerichtete Einsatz der Ressourcen geübt. ABC-Situationen wurden eingeführt. Der Fokus im Telecoaching lag auf Situationen, in denen das gewünschte Verhalten noch nicht stark ausgeprägt ist, aber die vorhersehbar und dadurch gut planbar sind (Typ B-Situationen). Nach der Identifikation solcher Situationen wurde der Ressourceneinsatz geplant, Wenn-dann Pläne erarbeitet und Unterstützungsmöglichkeiten besprochen.

In Modul 5 ging es um Risiko-Situationen (Typ C-Situationen) und der Umgang mit ihnen. Es ging um den Aufbau von Hoffnung auf Erfolg. Soziale Unterstützungsmöglichkeiten durch den Partner wurden erarbeitet.

Im Abschlussgespräch geht es darum, den Coachingprozess zu vergegenwärtigen, das Haltungsziel und die Ressourcenlandschaft „aufzufrischen", ABC-Situationen aufzuarbeiten, und den Coachingprozess zu reflektieren.

3.6.3 Detaillierter Ablaufplan

Klient (K) Coach (C) Wechseln nach der Hälfte der Zeit (W)

Nr.	Coachingeinheit	Ziele	Themen	Dauer in Min.	Form	Material
1	Begrüßung und Auffrischung	Coachingprozess „auffrischen"	Haltungsziel Bild Ressourcenlandschaft ABC-Situationen Erfolge und „Ausrutscher" Briefe/Postkarten	30	Gespräch K und C	Ordner der Coachees Briefe der Coachees aus voriger Sitzung
2	Coaching-Explorer	Coachingprozess reflektieren	Erfolg bewerten Positive und negative Ergebnisse des Coachings sammeln Ursachen sammeln Struktur erarbeiten Verbesserungsvorschläge erarbeiten	60	Übung K und C im W	„Struktur" des Coaches 2x 8 grüne Karten (ca. 4 pro Coachee) 4 rote Karten (ca. 2 pro Coachee) 20 gelbe Karten (ca. 10 pro Coachee)
	Abschluss	Verabschiedung	Abschiedsritual des Paares Abschluss	5	K und C	

3.6.4 CHECKLISTE Abschlussgespräch

Diese Materialien werden für das Abschlussgespräch benötigt. Bitte abhaken!

Ordner der Coachees (beim Anruf kurz vor dem Abschlussgespräch die Coachees daran erinnern)	☐
Coaching-Explorer Struktur für beide Coachees durch den Coach	☐
Briefe/Postkarten der Coachees aus der letzten Sitzung	☐
8 grüne, 4 rote und 16 gelbe Karten (Moderationskarten vierteln) und DIN A3 Bogen 2x	☐

3.6.5 Praktische Durchführung des Abschlussgesprächs

3.6.5.1 Begrüßung und Auffrischung

➲ Ziel: Coachingprozess „auffrischen"
⏱ Zeit: ca. 30 Min.
◈ Themen: Haltungsziel   Bild   Zielsichernde Ressourcenlandschaft   ABC-Situationen   Erfolge würdigen und „Ausrutscher" akzeptieren   Briefe/Postkarten
✎ Material: Ordner der Coachees (beim Anruf kurz vor dem Abschlussgespräch die Teilnehmer daran erinnern)   Briefe/ Postkarten des Coachees aus dem Modul 5

Das Abschlussgespräch beginnt, wie alle vorherigen Sitzungen, mit dem Anfangsritual des Paares und einem Small-Talk für einen sanften Einstieg.

Der Coach geht nun den Coachingprozess zur Auffrischung gemeinsam mit den Coachees durch. Er bittet die Coachees, die wichtigsten Inhalte der Module, d. h. der Onlinekurse und Sitzungen zu rekapitulieren. Dabei können die Ordner helfen. Er schreibt bei Bedarf stichwortartig mit, um die Inhalte zu visualisieren. Wenn die Coachees sich nicht mehr erinnern können, dann unterstützt der Coach, wie im Folgenden dargestellt:

3.6 · Abschlussgespräch

„In Modul 1 ging es um Ihre Teilnahmemotivation, das Thema Leben in Balance und Ihr aktuelles Lebensphasen-Thema. Sie haben das Thema mithilfe eines Bildes erarbeitet.

In Modul 2 haben Sie Ihr handlungswirksames Haltungsziel entwickelt und gemeinsam mit Ihrem Lebenspartner optimiert. Im Onlinekurs wurden Kriterien handlungsleitender und motivierender Zielformulierung aufgezeigt. Die Weiterentwicklung des Themas zu einem persönlich bedeutsamen Ziel wurde im Präsenzcoaching zunächst für jeden von Ihnen einzeln durchgeführt. Anschließend wurden die Ziele auf der Paar-Ebene optimiert.

In Modul 3 haben Sie zielsichernde Ressourcen und Erinnerungshilfen zur Erreichung Ihres Haltungsziels erarbeitet. Sie haben das Ziel vielseitig verinnerlicht, nicht nur gedanklich und gefühlsmäßig, sondern auch körperlich. Ihre persönliche Ressourcenlandschaft zur Zielerreichung entstand.

In Modul 4 wurde der zielgerichtete Einsatz der Ressourcen zur Zielerreichung geübt. Im Onlinekurs wurde zunächst in einem Erklär-Video verdeutlicht, welche Macht von Gewohnheiten ausgeht und wie man diese für sich nutzen kann. Zudem wurden die ABC-Situationen vorgestellt. Der Fokus im Coaching lag auf den B-Situationen. Sie identifizierten Ihre persönlichen Typ-B Situationen und planten den Ressourceneinsatz. Wenn-dann Sätze für konkretes Verhalten wurden formuliert und Unterstützungsmöglichkeiten besprochen.

In Modul 5 ging es um die sog. Risiko-Situationen (Typ C Situationen), die unvorhersehbar sind. Es ging darum, wie sie paradoxerweise trotzdem planbar sind, wie man Stresssituationen erkennt und Stopp-Befehle einsetzt. Sie haben sich gegenseitig einen Koffer gepackt, um sich gegenseitig zu stärken für diese C-Situationen. Sie haben gemeinsam den Coachingprozess reflektiert und sich eine/n Postkarte/Brief geschrieben, wo und wie Sie Unterstützung von Ihrem Partner im Alltag zur Umsetzung Ihres Haltungsziels zukünftig gerne annehmen möchten. Diese Briefe habe ich heute mitgebracht."

Der Coach bittet die Coachees, sich ihr Bild, ihr Haltungsziel und ihre Ressourcenlandschaft zu vergegenwärtigen. In welchen Situationen (Typ A) wird das Haltungsziel inzwischen umgesetzt? Welche Trainingssituationen hatten sich die Coachees in Modul 4 ausgesucht (Typ B), haben sie sich verändert? Wie haben sie ihren Ressourceneinsatz geplant, welche Ausführungsmaßnahmen waren geplant und welche Erfolge haben sie erreicht? Haben sich die Typ C Situationen verändert? Haben sie sich gegenseitig erinnert und unterstützt? Haben sie gemeinsame Strategien zur Zielerreichung gefunden? Der Coach übergibt die Briefe bzw. Postkarten aus der letzten Sitzung. Wie haben sich die Coachees gegenseitig unterstützt, nicht nur bei C-Situationen?

Erfolge werden gewürdigt, „Ausrutscher" als Teil des Veränderungsprozesses akzeptiert. Der Coach verweist auf die Onlinekurse, die als Erinnerungshilfe dienen, da sie jederzeit angeschaut werden können.

3.6.5.2 Coaching Explorer

➲ Ziel: Coachingprozess reflektieren
⏲ Zeit: ca. 60 Min.
◆ Themen: Erfolg bewerten Positive und negative Ergebnisse des Coachings sammeln Ursachen sammeln Struktur erarbeiten Verbesserungsvorschläge erarbeiten
✎ Material: „Struktur" des Coaches 2x 8 grüne Karten (ca. 4 pro Coachee) 4 rote Karten (ca. 2 pro Coachee) 16 gelbe Karten (ca. 8 pro Coachee) DIN A3 Bogen 2x

Nach der Auffrischung führt der Coach nun eine vereinfachte und gekürzte Version des Coaching-Explorers (Greif 2008a, b) ein, um den Coachingprozess zu reflektieren. Der Coach erläutert zunächst den Ablauf des Coaching-Explorers.

„Wir werden nun zum Abschluss das Coaching reflektieren, mit der Methode des Coaching-Explorers. Im Coaching-Explorer werden Sie, die Coachees nacheinander von mir gebeten, den Erfolg des Coachings für sich persönlich von 0 bis 10 zu bewerten. Dabei steht 10 für einen absolut vollkommenen Erfolg, und 0 steht für ein Coaching, das insgesamt negative Ergebnisse gebracht hat. 7 und 8 sind gute bis sehr gute Werte.

Dann bitte ich Sie, die erzielten Erfolge, an die Sie sich eben erinnert haben, nochmal zu benennen. Diese werden auf grünen Karten mit Stichworten von mir mit Ihrer Hilfe visualisiert. Ich frage Sie: Was wurde erreicht? Was war positiv? Was haben Sie Gutes umsetzen können? Aber auch: Was wurde nicht erreicht? Was ist noch offen? Welche Ausrutscher wurden erlebt? Diese Ausrutscher werden auf roten Karten von mir mit Ihrer Hilfe visualisiert. Ihr Partner hört aufmerksam dabei zu. Er sollte sich inhaltlich aber zunächst zurückhalten.

Im Coaching-Explorer beschäftigen Sie sich anschließend mit der Frage, wie diese Ergebnisse zustande gekommen sind. Diese werden auf gelben Karten festgehalten und es wird eine Struktur mit den Karten aufgebaut. Wir stellen Kausalzusammenhänge von gelben Karten zu roten bzw. grünen oder auch anderen gelben Karten mit Pfeilen dar. Ich habe dieselben Fragen in Vorbereitung auf das Abschlussgespräch mir gestellt und beantwortet und wir können daher unsere Antworten bzw. unsere Strukturen vergleichen und feststellen, wo Gemeinsamkeiten und wo Unterschiede bestehen. Der Partner wird bei dem Abgleich gebeten, seine Perspektive auf die Ergebnisse und die Ursachen zu ergänzen. Dann wechseln wir die Hauptperson."

Der Coach startet nun mit einem der beiden Coachees „Wie erfolgreich war das Coaching, auf einer Skala von 0 bis 10, nach Ihrer Einschätzung?"

„Woran machen Sie Ihre persönliche Erfolgseinschätzung fest? An konkreten Ergebnissen oder Kriterien? Was ist anders nach dem Coaching?" Der Coach bittet den Coachee um zusammenfassende Überschriften, die der Coach auf die grünen Karten schreibt. Es sollten ca. vier Karten gesammelt werden.

Bei insgesamt guter und sehr guter Bewertung des Coachings, d. h. bei Werten von 7 und darüber, fragt der Coach, ob es auch Punkte gab, die offenblieben, aber eigentlich hätten bearbeitet werden sollen bzw. ob es Ausrutscher gab. Nicht erreichte Ergebnisse oder Ausrutscher werden auf roten Karten festgehalten.

Bei negativer Gesamtbewertung, d. h. Werten von 6 und darunter, fragt der Coach nach positiven Ergebnissen, die sich trotz der negativen Gesamtbewertung aus dem Coaching ergaben.

Der Coach legt die grünen und roten Karten auf ein DIN A3-Blatt auf den Tisch und bittet den Coachee nun, zu jedem Ergebnis Gründe zu benennen, die der Coach auf den gelben Karten zusammenfassend visualisiert. Pfeile zwischen den Karten dienen der Darstellung von Kausalzusammenhängen. Der Partner ergänzt nun aus seiner Perspektive die Ergebnisse des Coachings für den Partner und die Ursachen.

Zum Abgleich mit der Bewertung durch den Coach zeigt der Coach dem Coachee nun seine „Struktur" und startet mit den Gemeinsamkeiten, geht anschließend aber genauso wertschätzend auf Unterschiede ein. Nun wechselt die Hauptperson und der Coach geht mit dem anderen Coachee die bislang beschriebene Methode durch.

Der Coach benennt und erklärt abschließend die in der Forschung generell für Coaching und für dieses Coaching im Speziellen belegten Wirkfaktoren. Das sind u. a. die Veränderungsmotivation des Coachees, die ergebnisorientierte Selbstreflexion, die Ressourcenaktivierung, die Unterstützung durch den Lebenspartner im Coachingprozess und im Alltag, die wertschätzende Beziehung zum Coach, und das bewusste Erleben des „guten Bauchgefühls" bei den Bewertungs- und Entscheidungssituationen im Coaching. Indem der Coach die Wirkfaktoren des Coachings benennt und erläutert, zeigt er sein professionelles Wissen und gibt das Fachwissen an die Coachees weiter.

3.6.5.3 Abschluss

➲ Ziel: Verabschiedung
⏱ Zeit: ca. 5
◇ Themen: Abschiedsritual des Paares
✎ Material:

Der Coach dankt für die Teilnahme, das Engagement und bittet das Paar ein letztes Mal um ihr Abschlussritual. Das Abschlussritual des Paares beendet das Abschlussgespräch und das Coaching.

Literatur

Busch, C., Cao, P., Clasen, J., & Deci, N. (2014). *Betriebliches Gesundheitsmanagement bei kultureller Vielfalt Ein Stressmanagement-Programm für Service, Gewerbe und Produktion*. Heidelberg: Springer.

Eckert, M., & Tarnowski, T. (2017). *Stress- und Emotionsregulation: Trainingsmanual zum Programm Stark im Stress*. Weinheim: Beltz.

Greif, S. (2008a). *Coaching und ergebnisorientierte Selbstreflexion*. Göttingen: Hogrefe.

Greif, S. (2008b). Der Change Explorer – Eine Methodenkombination. In R. Fisch, Müller, A., & Beck, D.(Hrsg.), *Veränderungen in Organisationen – Stand und Perspektiven* (S. 127–162). Wiesbaden: Verlag für Sozialwissenschaften.

Kuhl, J. (2001). *Motivation und Persönlichkeit. Interaktionen psychischer Systeme*. Göttingen: Hogrefe.

Schulz von Thun, F. (2019). *Miteinander reden 3: Das „Innere Team" und situationsgerechte Kommunikation: Kommunikation, Person, Situation (Sonderausgabe Oktober 2019)*. Reinbek bei Hamburg: Rowohlt Taschenbuch.

Storch, M., Cantieni, B., Hüther, G., & Tschacher, W. (2017). *Embodiment. Die Wechselwirkung von Körper und Psyche verstehen und nutzen* (3. Aufl.). Bern: Hogrefe.

Weitere Methode: Imagination Ressourcenlandschaft

© Springer Fachmedien Wiesbaden GmbH, ein Teil von Springer Nature 2020
C. Busch und R. Dreyer, *Gesundheitscoaching für Paare*,
https://doi.org/10.1007/978-3-658-29852-4_4

➲ Ziel: Entspannung, Wohlbefinden, Verbunden sein mit inneren und äußeren Stärken, Ressourcenlandschaft vorstellen
⏱ Zeit: ca. 6 Min.
◇ Themen: Vorbereitung auf Ressourcenlandschaft
✎ Material:

Diese Anleitung befindet sich auch im Onlinekurs „Ressourcen aktivieren" als Audio-Datei.
- „Bitte setzen Sie sich bequem auf Ihren Stuhl. Atmen Sie ruhig und tief aus und dann wieder ein und langsam wieder aus (…)
- (…) Nehmen Sie jetzt wahr, wo Ihr Körper Kontakt hat. Wie ist der Kontakt zum Boden (…), wie fühlt sich der Kontakt zum Stuhl an (…)
- Nehmen Sie Ihren Atem wahr und die Bewegung, die Ihr Körper mit jedem Ein- und Ausatmen macht.
- Nun gehen Sie auf eine Wanderung … nehmen Sie die Landschaft um sich herum wahr…. Was sehen Sie? (…) Welche Farben hat Ihre Landschaft? (…) Welchen Geruch nehmen Sie wahr? (…)
- Nehmen Sie noch einmal einen tiefen Atemzug – die Umgebung kommt Ihnen vertraut vor. Sie spüren die Wärme dieses Ortes und ein Gefühl von Vertrautheit…. Sie sind in Ihrer Ressourcen Landschaft angekommen. (…)
- Schauen Sie sich in Ruhe um, (..) was können Sie erkennen in Ihrer Landschaft? Sind dort Gebäude (…), Pflanzen (…), Wasser (…), Berge (…), Straßen oder Fahrzeuge (…) oder ganz andere Dinge? (…)
- Sie gehen etwas weiter und erkennen Ihren Arbeitsplatz (…) Was ist für Sie dort hilfreich?
- Sind dort noch andere Menschen, die Ihnen Gutes tun? Schauen Sie sich in Ruhe um. (…)
- Sie gehen weiter … Sie sehen aus der Ferne eine Gruppe von Menschen… Sie erkennen, dass es Sie sind. Um Sie herum sind Ihr Partner, Ihre Freunde und weitere Familienmitglieder. (…)
- Welche Kraft ziehen Sie aus diesen Beziehungen? (…) Was schätzen Sie an Ihren Freunden? (…) und was schätzen Ihre Mitmenschen an Ihnen? (…)
- Sie gehen näher auf die Gruppe zu … Sie betrachten sich….

- Es scheint ziemlich viel gut gelaufen zu sein, Sie sehen gesund und zufrieden aus.... Woran erkennen sie das?
- Welche Stärken und Fähigkeiten haben Sie, die Ihnen stets nützlich waren? (…)
- Was war hilfreich bei Ihren bisherigen kleinen und großen Erfolgen im Leben?
- Sie gehen langsam weiter…. Schauen Sie sich noch mal in der Landschaft um (…) welche Farben sehen Sie? (…)
- Wie fühlt sich die Luft an, die Sie atmen. Atmen Sie nochmal tief aus und wieder ein (…)
- Sie gehen nun weiter auf dem Weg in Ihrer Landschaft…. Und kommen langsam wieder mit Ihrer Aufmerksamkeit zurück in ins hier und jetzt… Atmen Sie ruhig weiter … Nehmen Sie sich so viel Zeit, wie Sie brauchen… wenn Sie das Gefühl haben, wieder im Hier und Jetzt angekommen zu sein, öffnen Sie langsam die Augen…"

Arbeitsblätter

Inhaltsverzeichnis

Inhalt des Coachingbuchs für die Coachees – 104

Arbeitsblätter Modul 1 – 105

Arbeitsblätter Modul 2 – 107

Arbeitsblätter Modul 3 – 110

Arbeitsblätter Modul 4 – 112

Arbeitsblätter Modul 5 – 115

Literatur – 116

Elektronisches Zusatzmaterial Die elektronische Version dieses Kapitels enthält Zusatzmaterial, das berechtigten Benutzern zur Verfügung steht. https://doi.org/10.1007/978-3-658-29852-4_5

© Springer Fachmedien Wiesbaden GmbH, ein Teil von Springer Nature 2020
C. Busch und R. Dreyer, *Gesundheitscoaching für Paare*,
https://doi.org/10.1007/978-3-658-29852-4_5

Inhalt des Coachingbuchs für die Coachees

Das Coachingbuch für die Coachees umfasst Informationsblätter, Überblicksdarstellungen und Arbeitsblätter zum Coaching.
Alle diese Unterlagen können Sie auch unter ▶ https://doi.org/10.1007/978-3-658-29852-4_5 als Datei downloaden.

Infoblatt Modul 1 Leben in Balance

Überblick zum Ablauf des Coachings

Terminplan für das Coaching

Überblick Coaching – Modul 1

Arbeitsblatt M1 „Mein Ideenkorb"

Arbeitsblatt M1 „Mein aktuelles Thema"Tagebuch

Anmeldung zu den Onlinekursen

Überblick Coaching – Modul 2

Arbeitsblatt M2 „Meine Lass es und Mach es Gedanken"

Arbeitsblatt M2 „Mein Ziel klären"

Arbeitsblatt M2 „Mein Ziel systemisch optimieren"

Überblick Coaching – Modul 3

Arbeitsblatt M3 „Erinnerungshilfen" (online bearbeitet)

Arbeitsblatt M3 „Meine Ressourcenlandschaft"

Überblick Coaching – Modul 4

Arbeitsblatt M4 „Meine Erfolge" (online bearbeitet)

Arbeitsblatt M4 „Meine Trainingssituation"

Arbeitsblatt M4 „Den Transfer in den Alltag sicherstellen"

Überblick Coaching – Modul 5

Arbeitsblatt M5 „Vorläufersignale"

Arbeitsblätter Modul 1

Mein Ideenkorb

Die Arbeit mit dem „Ideenkorb"

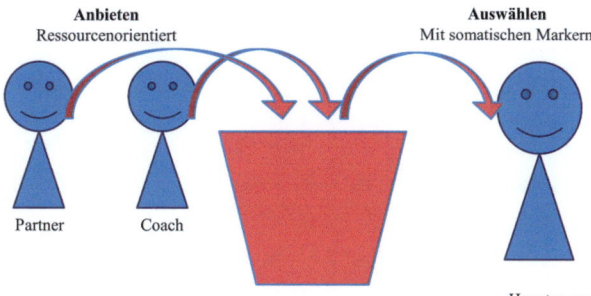

Mein Ideenkorb

Assoziationen, Beobachtungen und Eindrücke zu meinem ausgewählten Bild von meinem Partner und Coach (ergänzt um eigene Assoziationen):

Mein aktuelles Thema

Mein aktuelles Thema

Adaptiert nach Storch & Krause, 2017; mit freundlicher Genehmigung von © Hogrefe Verlag 2017. All Rights Reserved

Mein Tagebuch

> Hier prüfen Sie eine Woche lang, jeden Morgen, wie Sie geschlafen haben und wie erholt Sie sich fühlen.

Ich habe heute Nacht sehr gut geschlafen!
1: Stimmt überhaupt nicht / 5: Stimmt total

	Mo	Di	Mi	Do	Fr	Sa	So
5	○	○	○	○	○	○	○
4	○	○	○	○	○	○	○
3	○	○	○	○	○	○	○
2	○	○	○	○	○	○	○
1	○	○	○	○	○	○	○

Ich fühle mich voller neuer Energie!
1: Stimmt überhaupt nicht / 5: Stimmt total

	Mo	Di	Mi	Do	Fr	Sa	So
5	○	○	○	○	○	○	○
4	○	○	○	○	○	○	○
3	○	○	○	○	○	○	○
2	○	○	○	○	○	○	○
1	○	○	○	○	○	○	○

> Am Abend reflektieren Sie, wie Ihr Tag in Bezug auf Ihre Erholung und Leben in Balance verlaufen ist.

In meiner Freizeit habe ich nicht über die Arbeit nachgedacht!
1: Stimmt überhaupt nicht / 5: Stimmt total

	Mo	Di	Mi	Do	Fr	Sa	So
5	○	○	○	○	○	○	○
4	○	○	○	○	○	○	○
3	○	○	○	○	○	○	○
2	○	○	○	○	○	○	○
1	○	○	○	○	○	○	○

In meiner Freizeit konnte ich selbst bestimmen, wie ich die Zeit verbringen möchte!
1: Stimmt überhaupt nicht / 5: Stimmt total

	Mo	Di	Mi	Do	Fr	Sa	So
5	○	○	○	○	○	○	○
4	○	○	○	○	○	○	○
3	○	○	○	○	○	○	○
2	○	○	○	○	○	○	○
1	○	○	○	○	○	○	○

Ich bin zufrieden mit meiner Balance zwischen Anforderungen und Erholung!
1: Stimmt überhaupt nicht / 5: Stimmt total

	Mo	Di	Mi	Do	Fr	Sa	So
5	○	○	○	○	○	○	○
4	○	○	○	○	○	○	○
3	○	○	○	○	○	○	○
2	○	○	○	○	○	○	○
1	○	○	○	○	○	○	○

Ich habe meinen Partner um Unterstützung gefragt, um etwas zu tun, das mir wichtig war.
1: Stimmt überhaupt nicht / 5: Stimmt total

	Mo	Di	Mi	Do	Fr	Sa	So
5	○	○	○	○	○	○	○
4	○	○	○	○	○	○	○
3	○	○	○	○	○	○	○
2	○	○	○	○	○	○	○
1	○	○	○	○	○	○	○

Wenn es zutrifft, einfach abhaken

Heute schon…

	Mo	Di	Mi	Do	Fr	Sa	So
… herzlich gelacht?	○	○	○	○	○	○	○
… genug Wasser oder Tee getrunken?	○	○	○	○	○	○	○
… etwas bewegt und gedehnt?	○	○	○	○	○	○	○
… jemanden in den Arm genommen?	○	○	○	○	○	○	○
… einige ruhige Minuten nur für mich gehabt?	○	○	○	○	○	○	○

Arbeitsblätter Modul 2

Mein Haltungsziel klären

Das Haltungsziel sollte

- als Annäherungsziel formuliert sein
- vollständig innerhalb der eigenen Kontrolle sein
- ein erkennbares positives Bauchgefühl auslösen

Mein Haltungsziel, 1. Entwurf:

Mein Haltungsziel, 2. Entwurf:

Mein Haltungsziel

Adaptiert nach Storch & Krause, 2017; mit freundlicher Genehmigung von © Hogrefe Verlag 2017. All Rights Reserved

Meine „Lass es und Mach es" Gedanken

Meine „Lass es und Mach es" Gedanken

Stellen Sie sich vor, Sie sind der Teamchef Ihrer vielen Gedanken. Wenn Sie sich nun Ihr Thema oder Vorhaben vorstellen, dann kann es sein, dass es Teile in Ihnen gibt, die erstmal in den Widerstand gehen und mächtig gegen dieses Vorhaben andiskutieren. Diese Gedanken sind sehr wichtig und hilfreich, denn sie zeigen Ihnen, wann es schwierig werden könnte. Andere Gedanken sind noch etwas unentschlossen und bestimmt haben Sie auch Gedanken, die Ihnen gut zureden und Ihnen als Teamchef applaudieren und Sie motivieren.

Notieren Sie hier Ihr Bedürfnis/Thema oder Vorhaben, welches Sie in der letzten Coaching Sitzung herausgearbeitet haben.

Mein Bedürfnis / Vorhaben / Thema

Sprechen Sie Ihr Thema oder Vorhaben laut aus und achten darauf, welche Gedanken und Aussagen Ihnen in den Kopf kommen. Notieren Sie (gerne in wörtlicher Rede), welche Bedenken Sie in sich tragen. Schreiben Sie aber auch auf, welche guten Gründe für Ihr Vorhaben sprechen.

Meine Gedanken
1.
2.
3.
4.
5.
6.
7.
8.
9.
10.

Übung adaptiert nach Inneres Team, Schulz von Thun, 2019

Mein Haltungsziel systemisch optimieren

Konsequenzen
Was passiert, wenn ich mein Haltungsziel erreiche? Was wird sich in meinem Leben ändern (Situationen, Beziehungen)?

Welche Auswirkungen hat mein Haltungsziel auf meinen Partner?

Wie könnte mein Partner mich bei meiner Zielverfolgung unterstützen?

Persönliche Gewinne und Verluste
Was wird mein Gewinn sein und wie äußert er sich?

Gibt es Dinge, die ich bei der Verfolgung meines persönlichen Ziels aufgeben oder loslassen muss?

Zielkorrektur
Möchte ich eine Korrektur bzw. Optimierung vornehmen? Wie lautet mein Haltungsziel jetzt?

Adaptiert nach Storch & Krause, 2017; mit freundlicher Genehmigung von © Hogrefe Verlag 2017. All Rights Reserved

Arbeitsblätter Modul 3

Das neue Zielnetz stärken

Ressourcen, die mein Ziel aktivieren

Wir können unserem Gehirn leider nicht befehlen, neue starke Verbindungen zu bauen – aber wir können es oft daran erinnern.

Sie können sich stationäre Erinnerungshilfen suchen, also Ihr Bild ausdrucken und aufhängen, einen Aufkleber gut sichtbar platzieren, eine Pflanze oder Ihren Partner als Erinnerungsstütze einsetzen.

Wählen Sie 5 stationäre Erinnerungshilfen, die Sie an Ihr Vorhaben erinnern und die Sie für sich platzieren möchten.

Stationäre Erinnerungshilfen

1.
2.
3.
4.
5.

Aber auch mobile Erinnerungshilfen, Dinge, die Sie mit sich herumtragen, registriert Ihr Gehirn bewusst oder unbewusst und bahnt dadurch einen stabilen Weg zu Ihrem Ziel. Mobile Erinnerungshilfen können beispielsweise ein Schlüsselanhänger, Parfum oder Kleidung in bestimmter Farbe sein.

Wählen Sie 5 mobile Erinnerungshilfen, die Sie an Ihr Vorhaben erinnern und die Sie für sich platzieren möchten.

Mobile Erinnerungshilfen

1.
2.
3.
4.
5.

Adaptiert nach Storch & Krause, 2017; mit freundlicher Genehmigung von © Hogrefe Verlag 2017. All Rights Reserved

Meine Ressourcenlandschaft

Zielaktivierung in meiner Ressourcenlandschaft

Mein Haltungsziel:

Soziale Ressourcen:

Mobile Erinnerungshilfen:

Stationäre Erinnerungshilfen:

Körperhaltung und Bewegung:

Innere Körperprozesse:

Meine Warnsignale und Stopp-Befehle:

Weitere Ressourcen:

Adaptiert nach Storch & Krause, 2017; mit freundlicher Genehmigung von © Hogrefe Verlag 2017. All Rights Reserved

Arbeitsblätter Modul 4

Meine Erfolge bei der Zielverwirklichung

Meine Erfolge bei der Zielverwirklichung

Sie haben bestimmt bereits einige Erfolge verzeichnen können und Ihr Ziel in bestimmten Situationen zumindest in Teilen verwirklicht. Hier haben Sie nun die Möglichkeit Ihr Können aufzuschreiben und diese A-Situationen genau unter die Lupe zu nehmen.

Notieren Sie hier Ihr Haltungsziel, welches Sie in den letzten Coachingsitzungen herausgearbeitet haben.

Mein Haltungsziel

Notieren Sie hier Situationen, in denen es Ihnen gut gelingt, das umzusetzen, was Sie sich vorgenommen haben. Schreiben Sie zudem auf, welche Rahmenbedingungen und Ressourcen (z.B. Wochenende, wenig Aufträge, gesunde Mitarbeiter, Unterstützung) vorlagen, die Ihnen geholfen haben, Ihr Ziel zu verwirklichen.

Situationen, in denen ich mein Ziel verwirklicht habe

1. Situation:

Rahmenbedingungen & Ressourcen:

2. Situation:

Rahmenbedingungen & Ressourcen:

3. Situation:

Rahmenbedingungen & Ressourcen:

Adaptiert nach Storch & Krause, 2017; mit freundlicher Genehmigung von © Hogrefe Verlag 2017. All Rights Reserved

Meine Trainingssituation

Eine *vorhersehbare* Situation, in der ich meine Ressourcen gezielt einsetzen möchte

Achten Sie bei der Auswahl der Situation auf einen angemessenen Schwierigkeitsgrad!

Meine Trainingssituation

Schwieriges Kundengespräch, Konfliktgespräch mit Partner, offen „gegen den Strom schwimmen", Teamsitzung, etc.

Beteiligte Personen

Anzahl, Funktion, Beziehung zu mir, etc.:

Wichtige Rahmenbedingungen

Zeitdruck, Anwesenheit Dritter, Uhrzeit, Ort etc.:

Mein bisheriges Befinden in dieser Situation:

Wenn… Situation **X** eintritt, **dann…** verhalte/fühle/denke ich mich meistens **Y**.

Wenn… _____,

dann… _____.

Wenn… _____,

dann… _____.

Wenn… _____,

dann… _____.

Adaptiert nach Storch & Krause, 2017; mit freundlicher Genehmigung von © Hogrefe Verlag 2017. All Rights Reserved

Den Transfer in den Alltag sicherstellen

Den Transfer in den Alltag sicherstellen
- für *vorhersehbare* Situationen -

Folgende Situation hat für mich momentan den passenden Herausforderungsgrad:

Folgende Erinnerungshilfen - mobile und/oder stationäre - werde ich einsetzen, um mein Ziel in dieser Situation zu aktivieren:

Auf folgende Weise werde ich mir Unterstützung durch Dritte sichern (z.B. Partner, Arbeitskollegen):

Wenn in Situation **X** meine Zielverwirklichung (durch **Z**) bedroht ist**, dann** nehme ich mir **Y** vor.

Wenn… _____,

dann… _____.

Wenn… _____,

dann… _____.

Wenn… _____,

dann… _____.

Ich werde wie folgt meinen Partner unterstützen und eine Ressource für ihn sein:

Adaptiert nach Storch & Krause, 2017; mit freundlicher Genehmigung von © Hogrefe Verlag 2017. All Rights Reserved

Arbeitsblätter Modul 5

Vorläufersignale

Vorläufersignale und Stopp-Befehle

Bei den folgenden unvorhergesehenen Situationen hat es mich "kalt erwischt", ich bin ich in eine alte, unerwünschte Routine gefallen:

Welche Gemeinsamkeiten im (Vor-)Verlauf dieser Situationen erkenne ich?

Welche Stopp-Befehle sind für mich geeignet, um diese eingefahrene Überlastungs-Routine zu unterbinden?

Adaptiert nach Storch & Krause, 2017; mit freundlicher Genehmigung von © Hogrefe Verlag 2017. All Rights Reserved

Literatur

Schulz von Thun, F. (2019). *Miteinander reden 3: Das „Innere Team" und situationsgerechte Kommunikation: Kommunikation, Person, Situation (Sonderausgabe Oktober 2019)*. Reinbek bei Hamburg: Rowohlt Taschenbuch.

Storch, M., & Krause, F. (2017). *Selbstmanagement-ressourcenorientiert: Grundlagen und Trainingsmanual für die Arbeit mit dem Zürcher Ressourcen Modell (ZRM®)* (6. überarbeitete Aufl.,). Bern: Hogrefe.

If you have any concerns about our products,
you can contact us on
ProductSafety@springernature.com

In case Publisher is established outside the EU,
the EU authorized representative is:
**Springer Nature Customer Service Center GmbH
Europaplatz 3, 69115 Heidelberg, Germany**

Printed by Libri Plureos GmbH
in Hamburg, Germany